Neue Herausforderungen in der Krankenpflegeausbildung im 21. Jahrhundert

Ausbildungsergänzungen für das Zeitalter des kollektiven Individualismus

Andreas Herteux

Neue Herausforderungen in der Krankenpflegeausbildung im 21. Jahrhundert:

Ausbildungsergänzungen für das Zeitalter des kollektiven Individualismus

1. Auflage 2021

ISBN-Paperback: 978-3-948621-47-6

ISBN-E-Book: 978-3-948621-48-3

Erschienen im **Erich von Werner Verlag.**

Gefördert durch die **Erich von Werner Gesellschaft**

Inhaltsverzeichnis

Abbildungsverzeichnis VII

Vorwort IX

1. Einleitung..1

   1.1   Problemstellung 2

   1.2   Forschungsfrage und Ziel 3

   1.3   Aufbau 5

   1.4   Grundannahmen und Einschränkungen 6

2. Das Zeitalter des kollektiven Individualismus........... 10

   2.1   Begriffsdefinitionen 12

      2.1.1   Kollektiver Individualismus.............................. 12

      2.1.2   Homo stimulus 14

      2.1.3   Verhaltenskapitalismus 14

      2.1.4   Zeitenwandel 15

      2.1.5   Moderne Reizgesellschaft 16

      2.1.6   Reizrahmen 16

      2.1.7   Moderne Identifikationsdissonanz................... 17

      2.1.8   Milieukampf 17

      2.1.9   Milieukonflikt... 18

   2.2   Neue Einflüsse auf das Individuum im 21. Jahrhundert
.... 18

      2.2.1   Die Etablierung des Verhaltenskapitalismus....23

2.2.2   Homo stimulus und moderne Reizgesellschaft 31

2.2.3   Weitere Einflüsse.................................... 37

    2.2.3.1 Erosion der Gesellschaft 38

    2.2.3.2 Milieukonflikte und Milieukampf................... 41

    2.2.3.3 Moderne Identifikationsdissonanz 43

    2.2.3.4 Vollständiger oder unvollständiger kollektiver

Individualismus? 46

    2.2.3.5 Sonstiges 46

2.3   Zusammenfassung 47

3.   Die Pflegeausbildung in Deutschland........................49

3.1   Kurze Historie der deutschen Pflegeausbildung 53

3.2   Ausbildung zum/zur Pflegefachmann/-frau 57

3.3   Reizrahmen der Auszubildenden in der Pflege....... 61

    3.3.1   Die 50er-Jahre 63

    3.3.2   Die 60er-Jahre 65

    3.3.3   Die 70er-Jahre 67

    3.3.4   Die 80er-Jahre 68

    3.3.5   Die 90er-Jahre 70

    3.3.6   Die 2000er-Jahre 72

    3.3.7   Die 2010er-Jahre 76

    3.3.8   Zeitalter des kollektiven Individualismus.......... 78

3.4   Zusammenfassung 80

4. Empirische Befragung der Auszubildenden in der Pflege 82

  4.1   Methodik und Vorgehensweise 83

  4.2   Datenerhebung und Auswertung 85

  4.3. Ergebnisse 86

    4.3.1 Demografische Angaben 87

    4.3.2 Allgemeine Mediennutzung 88

    4.3.2 Spezifisches Medienverhalten und

    Selbsteinschätzung 90

    4.3.3 Berufliche Fragen 93

    4.3.4 Fragen zur Arbeitsweise 94

    4.3.5 Einschätzung von Lösungsvorschlägen 97

  4.4 Dateninterpretation und Diskussion 99

    4.4.1 Demografische Angaben 100

    4.4.2 Allgemeine Mediennutzung 100

    4.4.3 Spezifisches Medienverhalten, Selbsteinschätzung

    und Fragen zur Arbeitsweise 101

    4.4.4 Berufliche Fragen 103

    4.4.4 Lösungsvorschläge 103

    4.4.5. Zusammenfassung 104

5. Folgen für die Auszubildenden in der Pflege 106

  5.1   Grundlegendes 111

  5.2   Psychologische Folgen 116

5.2.1   Operante Konditionierung 116

5.2.2   Anerkennung und die Prägung der Identität .. 118

5.2.3   Veränderte Kompetenzen 121

     5.2.3.1   Multitasking 121

     5.2.3.2   Non-lineares Denken 123

     5.2.3.3   Mobile Mediennutzung 125

     5.2.3.4   Multimodale Verarbeitung (Sprache, Ton, Bild)

           125

     5.2.3.5   Kollaborative Zusammenarbeit 126

     5.2.3.6   Komplementäre Entwicklungen 126

     5.2.3.7   Fazit 127

5.3   Biologische Folgen 129

5.4   Soziokulturelle Folgen.................................. 132

5.5   Zusammenfassung 135

6.   Maßnahmen 137

6.1   Reizrahmenorientierte   Pflegeausbildungsevaluierung (RoPav) 139

6.2 Einbau des kollektiven Individualismus in den Unterricht 143

6.3   Anpassung der Ausbildung an den Homo stimulus 145

6.4   Einführung eines Pflegeausbildungsbelohnungssystems (PABS) 149

6.5   Reizrahmenorientiertes Pflegeausbildungsmarketing (RoPam) 153

6.6   Zusammenfassung 158

7.   Zusammenfassung und Ausblick 160

Literaturverzeichnis 166

ANHANG 178

Anhang 1: Fragebogen 178

Anhang 2: Fragen und Auswertung der strukturellen Interviews Pflegeschüler 192

Abbildungsverzeichnis

Abbildung 1: Einflüsse auf das Individuum im Zeitalter des kollektiven Individualismus   22

Abbildung 2: Kreislauf des Verhaltenskapitalismus   25

Abbildung 3: Einbettungsprozess   29

Abbildung 4: Formung des Homo stimulus   37

Abbildung 5: Rollenkonflikt des Individuums im Zeitalter des kollektiven Individualismus   46

Abbildung 6: Häufigkeit der Smartphone-Nutzung   89

Abbildung 7: Zeitlicher Aufwand der SP-Nutzung   90

Abbildung 8: Präferierte Internetformate   93

Abbildung 9: Präferierte Arbeitsweisen   97

Abbildung 10: Verbesserungsvorschläge   99

Abbildung 11: Einflüsse auf das Individuum im Zeitalter des kollektiven Individualismus   116

„Es ist völlig ohne Bedeutung, wie sich der Mensch die Welt erklärt; fest steht nur, dass er es muss."

Vorwort

„Der Stillstand gibt immer so lange eine trügerische Ruhe, bis er sich zum Rückstand fortentwickelt."

Kaum ein gesamtgesellschaftlicher Komplex hat eine größere Bedeutung als der der Pflege, denn dieser muss die Versorgung von Millionen Pflegebedürftigen erbringen. Ob er dies auf Dauer noch zu leisten vermag, muss dagegen hinterfragt werden, denn zu offensichtlich sind die Lücken und Mängel im System. Es gibt daher einen stetigen Optimierungs- und Anpassungsbedarf an eine sich wandelnde Zeit.

Dies bringt gewaltige Herausforderungen mit sich, denn einerseits gilt es, umfangreiche sowie vielschichtige Strukturen und Entwicklungen zu verstehen, andererseits, das Feld auch zu bestellen und die Saat zum Erblühen zu bringen.

Bereits das Erste ist häufig mit größeren Schwierigkeiten verbunden, denn neben den Betrachtungen der vielbenannten Probleme des Themenbereiches wie dem Fachkräftemangel existieren kaum Einordnungen in einen Gesamtrahmen, der ein sich stetig wandelndes technologisches, wirtschaftliches und vor allem gesellschaftliches Umfeld, das die Pflegekräfte der Zukunft unabänderlich in Verhalten, Einstellungen,

Kompetenzen und auch Persönlichkeit prägt, angemessen berücksichtigt. Zu oft rücken daher Fragestellungen des Pflegebedarfs sowie die Strukturen selbst in den Mittelpunkt, während Prägungsentwicklungen durch eine neue Zeit, die in der Regel fundamental für die Tätigkeitswahl sind, kaum Berücksichtigung finden.

Dabei ist Letzteres vielleicht die größere Herausforderung, denn Pflegekräfte sind, anders als es die Statistiken gelegentlich erscheinen lassen, kein beliebig austauschbares Humankapital, sondern Menschen, deren Erfahrungen, Konditionierungen oder Erleben darüber mitentscheiden, ob und wie sie einen Beruf erlernen oder dauerhaft ausüben möchten. Die hohen Abbruchquoten in der Pflegeausbildung in Deutschland machen dies mehr als deutlich und sollten hier als ein dringender Hinweis betrachtet werden,[1] sich noch eingehender mit den potenziellen Pflegekräften der Zukunft zu befassen.

Es bleibt daher unzweifelhaft sinnvoll, sich am Bedarf oder an den Strukturen zu orientieren, es wäre aber auf der anderen Seite unverzeihlich, Veränderungen bei der Entwicklung der Pflegekräfte selbst zu ignorieren. Hierfür allerdings müssen die

---

[1] Ca. 30%. Zur Quellenlage wird auf die folgenden Kapitel verwiesen.

Einflüsse auf das Individuum im 21. Jahrhundert und deren Auswirkungen, die in diesem Buch dargestellt werden, Teil der Diskussion und damit auch der Lösung werden. Diese Elemente sollen daher auf den folgenden Seiten in den Mittelpunkt rücken und sich damit der Thematik auf eine andere Art und Weise annähern – nicht von der Seite der Nachfrage nach Arbeitskräften, sondern von der des Angebotes, denn dieses hat sich im Zeitalter des kollektiven Individualismus gewandelt.

Bezüglich des Aufbaus des Buches sei angemerkt, dass das vorliegende Werk, in leicht modifizierter Form,[2] zum Erwerb eines akademischen Grades eingereicht, positiv begutachtet und anschließend in einem Rigorosum erfolgreich verteidigt wurde. Die Struktur war daher vorgegeben und blieb grundsätzlich unverändert, erscheint dennoch äußerst zweckdienlich.

Abschließend darf der Hinweis erfolgen, dass nicht jede These oder jeder Lösungsvorschlag den Beifall des Lesers finden muss, jedoch stets die Debatte anreizen soll, um die Herausforderungen der Gegenwart und Zukunft zum einen darzulegen und zum anderen Ansatzpunkte geben zu können, diese auch zu meistern. In der Summe wird es aber vieler Steine bedürfen,

---

[2] Beispielsweise wurde im November 2021 ein neues Sinus-Milieu-Modell veröffentlicht, das eine Aktualisierung der verwendeten Vorlage zur Folge hatte.

um das Mosaik einer besseren und zukunftsfähigen Pflege zu vervollkommnen. Dieses Buch kann – im besten Falle – nur einer davon sein und auf seinen wichtigsten Forschungsgegenstand verweisen, den es interdisziplinär betrachtet: die Pflegekraft selbst, welche mit völlig neuen Reizen und Mechanismen konfrontiert wird, die sie in vielen Fällen zum Homo stimulus werden ließen. Auf diesen neuen Menschen müssen sich auch die Ausbildungen in der Pflege einstellen, denn einen anderen könnte es nicht mehr geben.

Andreas Herteux

1. Einleitung

„Die Zeiten ändern sich, und wir ändern uns in ihnen."[3]

Ovid

Der Wandel ist ein stetiger Teil des Lebens. Einem fließenden Gewässer gleich, treibt er stets voran, trägt das Alte ab oder schwemmt es gleich hinweg. Eine solche Veränderung und deren Auswirkungen sollen auch im Mittelpunkt dieser Arbeit stehen, denn das 21. Jahrhundert hält für das Individuum mannigfaltige Umbrüche bereit, die sowohl das Verhalten als auch die Persönlichkeit sowie die Kompetenzen massiv beeinflussen können: Einerseits gibt es einen deutlichen Trend zur Individualisierung, auf der anderen Seite ist ein Zerfall der sozialen Milieus zu beobachten. Das Zeitalter des kollektiven Individualismus ist angebrochen, wird dominiert von Verhaltenskapitalismus, moderner Reizgesellschaft und Milieukämpfen, die teilweise bis in die Intimsphäre des Menschen vordringen – und irgendwo dazwischen findet sich der Mensch, der mehr und mehr Merkmale eines Homo stimulus annimmt. Doch was bedeutet das für die Gesellschaft? Was für das Individuum? Was für die Ausbildung in der Pflege? Auf welche Art und Weise ist

---

[3] Angelehnt an Ovid, Fasti 6,771.

1

mit dieser Entwicklung umzugehen? Das sind die Fragen, denen es sich auf den kommenden Seiten zu stellen sowie zu beantworten gilt.

1.1 Problemstellung

Der Lauf der Welt zeichnet sich durch Veränderung aus. Im Mittelpunkt dieses Buches sollen allerdings nicht die allgemeinen gesellschaftlichen Konsequenzen dieses Zeitenwandels stehen, sondern die konkreten Auswirkungen auf die Ausbildung in einem bestimmten Bereich: dem der Pflege, was aber zugleich nicht bedeutet, dass grundlegende Erkenntnisse nicht auch auf andere Felder übertragen werden können:

- Mit welchen Einflüssen werden daher Auszubildende im Zeitalter des kollektiven Individualismus im 21. Jahrhundert konfrontiert?
- Welche Kräfte prägen diese neue Ära?
- Wie können diese großen und unübersehbaren Trends den Einzelnen verändern?
- Was bedeutet der Homo stimulus für die Pflegeausbildung?
- Wie lässt sie sich anpassen?

2

Das wären die grundsätzlichen Fragen, die in dieser Arbeit gestellt, beantwortet und diskutiert werden sollen. Dabei soll der Wunsch nach der Debatte deutlich betont sein, denn die Themenstellung wagt sich unzweifelhaft auf ein Feld, das bislang noch nicht abgeerntet wurde. Zwar gibt es zahlreiche Studien und Arbeiten, die beispielsweise den Einfluss der modernen Reizgesellschaft auf den Einzelnen beleuchten, allerdings beschäftigen sich diese primär oft mit kritischen Bereichen wie der Sucht nach digitalen Medien, bleiben in der jeweiligen Disziplin verhaftet und bieten selten einen umfänglicheren Blick auf die Gesamtentwicklung. Das vorliegende Werk nutzt dagegen eine holistische, interdisziplinäre, selbstverständlich diskutable Perspektive und verengt sie anschließend auf die Ausbildung zum Gesundheits- und Krankenpfleger, denn ohne eine solche Bündelung erscheint es weit schwieriger, die umfassenden Einflüsse auf das Individuum ausführlich darstellen zu können.

1.2 Forschungsfrage und Ziel

Der Einfluss des kollektiven Individualismus, letztendlich – wie noch zu zeigen und zu definieren sein wird – ein Sammelbegriff, ist zweifelsfrei mannigfaltig. Aus diesem Grund muss die Fragestellung noch präzisiert werden:

Mit welchen Einflüssen des kollektiven Individualismus werden Auszubildende in der Pflege im 21. Jahrhundert konfrontiert, wie ist mit diesen umzugehen und die Ausbildung ggf. zu optimieren?

Dies soll daher der Schwerpunkt der kommenden Seiten sein. Das Ziel ist es daher primär, individuelle und gesellschaftliche Veränderungen der Gegenwart und der nahen Zukunft für die Pflegeausbildung darzulegen, die Folgen zu betrachten und sekundär erste Anpassungsvorschläge zu skizzieren, um auf ein geändertes Auszubildendenverhalten sowie variierende Kompetenzen reagieren zu können. Nicht Ziel ist es dagegen, die Ausbildung, Ausbildende oder Ausbildungsstätten umfassend zu beurteilen, zu kritisieren, zu reformieren oder allgemeine technologische sowie spezifische gesellschaftliche Aspekte in den Vordergrund zu rücken.

In der Summe ist davon auszugehen, dass eine derartige Fragestellung sowohl als theoretisches Objekt der Forschung wie auch für die Praxis der pflegerischen Ausbildung auf Interesse bei den jeweiligen Verantwortlichen stoßen wird und das Tor für weiterreichende Untersuchungen und Debatten öffnen kann.

1.3 Aufbau

Das Buch gliedert sich, nach dieser Einleitung, in einen deskriptiven, einen qualitativen befragenden, einen diskutierenden sowie einen lösungssuchenden Teil. Im beschreibenden Part werden zuerst die Grundlagen des Zeitalters des kollektiven Individualismus (Kapitel 2) vorgestellt. Der Abschnitt beinhaltet daher die Darlegung von Theorien zu den Einflüssen, die auf den Einzelnen im 21. Jahrhundert einwirken. Es folgen Ausführungen zur Historie, zur aktuellen Struktur der Pflegeausbildung in Deutschland sowie eine Entwicklungsgeschichte des Reizrahmens (Kapitel 3). Am Ende soll für den Leser das Stimuli-Umfeld klar erkennbar und damit ein Teil der Forschungsfrage beantwortet sein. Das 4. Kapitel widmet sich anschließend einer qualitativen Befragung von Auszubildenden in der Pflege sowie deren Auswertung und Einschätzung, um die Wirkungsweise des in den vorherigen Abschnitten beschriebenen Reizrahmens spezifischer erfassen zu können. Hierfür wurden Auszubildende zum Gesundheits- und Krankenpfleger im letzten Lehrjahr zu ihren Medien-, Lern- und Onlinepräferenzen, Kompetenzen und zur Bewertung ihrer Ausbildung mithilfe einer qualitativen Erhebung befragt. Kapitel 5 beschäftigt sich, unter Berücksichtigung des aktuellen wissenschaftlichen Forschungsstandes sowie der eigenen Befragung, mit den Folgen des kollektiven Individualismus hinsichtlich Persönlichkeit, Verhaltensmuster und Kompetenzen. Diese Variationen werden dargestellt. Damit wird der zweite Teil der Forschungsfrage beantwortet. Die Abklärung des letzten Parts erfolgt in Kapitel 6. Es präsentiert abschließend erste Lösungsansätze, die wiederum auf den bisherigen Erkenntnissen aufbauen. Ein Ausblick (Kapitel 7), das Literaturverzeichnis sowie zwei Anhänge runden die Arbeit ab.

1.4 Grundannahmen und Einschränkungen

Dieses Werk folgt der allgemeinen Grundannahme, dass variierende, sich schnell wandelnde oder auch sich abzeichnende Rahmenbedingungen Auswirkungen auf das Individuum haben und diese daher Forschungsgegenstand sein müssen, um entsprechende Anpassungen vornehmen zu können, und es nur so möglich sein kann, gesellschaftlich wertvolle und entscheidende Bereiche wie die Ausbildung im Pflegebereich erfolgreich auf die Zukunft auszurichten. Es bejaht damit ausdrücklich die Notwendigkeit der Beobachtung von Veränderungen, Ableitungen aus diesen und eine entsprechende Adaption, auch als präventive Maßnahme. Eine derartige Grundannahme bedarf immer auch einer entsprechenden Basis, die fest verwurzelt im Fundament der Wissenschaftlichkeit sowohl den Blick auf das bereits empirisch Feststellbare als auch auf darauf basierende perspektivische Entwicklungen wirft.

Dabei fließen frühere Arbeiten des Autors mit ein. In der konkreten Sache ist dies für eine hinreichende Beantwortung der Fragestellung auch notwendig, da sich der Part zum Thema des kollektiven Individualismus auf Vorarbeiten der Erich von Werner Gesellschaft[4] stützt, die wiederum auf dem wissenschaftlichen Stand aufbauen sowie Lücken in diesem schließen.[5] Selbstverständlich sind auch diese Arbeiten wie jeder Versuch, einen neuen und unbekannten Bereich – in diesem

---

[4] Die Erich von Werner Gesellschaft ist eine unabhängige Forschungseinrichtung. Homepage: https://www.understandandchange.com/ [zuletzt abgerufen am 02.07.2021].

[5] Neben zahlreichen Buchpublikationen, die sich im Literaturverzeichnis finden, auch Fachbeiträge, wie z. B.:

- Herteux, Andreas: Behavioral Capitalism – A New Variety of Capitalism Gains Power and Influence. *Journal of Applied Business and Economics*, *21*(9), 2019, unter: https://doi.org/10.33423/jabe.v21i9.2688.

- Herteux, Andreas: THE HOMO STIMULUS: THE CREATION OF A NEW HUMAN BEING – SHAPED BY THE STIMULUS SOCIETY AND BEHAVIORAL CAPITALISM – IN THE AGE OF COLLECTIVE INDIVIDUALISM. Int. j. of Social Science and Economic Research, 5(1), 2020, 207–226, retrieved from: ijsser.org/more2020.php?id=14.

- Herteux, Andreas: SOCIETY IN THE 21st CENTURY: THE THEORY OF THE AGE OF COLLECTIVE INDIVIDUALISM. Int. j. of Social Science and Economic Research, 5(6), 2020, 1466–1475, retrieved from: ijsser.org/more2020.php?id=102.

Fall die gesellschaftlichen Entwicklungen im 21. Jahrhundert – zu erschließen, kritisch zu diskutieren und sie wurden und werden es im nationalen und internationalen Rahmen auch.[6] Als junger Forschungsstand ist der Fortgang der Debatte noch offen. Die vorliegende Arbeit stellt in diesem Bereich daher eine Fortsetzung und eine konkrete Anwendung an einem spezifischen Beispiel, der Ausbildung zum Gesundheits- und Krankenpfleger (bzw. zum/zur Pflegefachmann/-frau), dar. Weiterhin sei darauf verwiesen, dass im deskriptiven Bereich die deutsche berufliche Ausbildung in den Mittelpunkt rückt. Nicht das Studium, nicht die des Helfers. Es wird daher auf diese nationalen Normen oder Gesetzgebungen Bezug genommen. Dies geschieht, um die Thematik in diesem Bereich nicht ausufern zu lassen. Besagte Beschränkung ist für die Grundaussage dieser Arbeit allerdings ohne Belang, denn die Einflüsse des kollektiven Individualismus wirken grundsätzlich auf jedes Individuum. Die Darlegungen sowie die Erkenntnisse sollten daher – mit der entsprechenden Justierung - auf andere Vergleichsgruppen übertragbar sein. Die folgenden Seiten verzichten aus Gründen der Lesbarkeit in der Regel auf eine separat

---

[6] Die Erich von Werner Gesellschaft bietet hier einen Auszug der Rezeption: https://www.understandandchange.com/press-and-media-reviews/ [zuletzt abgerufen am 02.07.2021].

gegenderte Sprache, sehen dies aber nicht als eine Herabset-
zung einer persönlichen Identität, sondern als schlichte funkti-
onale Anpassung an die Lesegewohnheiten.

2. Das Zeitalter des kollektiven Individualismus

„Innerhalb einer Epoche gibt es keinen Standpunkt, eine Epoche zu betrachten."[7]

Johann Wolfgang von Goethe

Wie Goethe bereits im einleitenden Zitat anklingen lässt, ist die Beschreibung eines Zeitalters aus diesem heraus mit erheblichen Mühen verbunden, wenngleich, und hier irrt der Dichter, nicht unmöglich. Voraussetzung hierfür ist es, das Fundament, die Säulen und die Steine des Tempelbaus zu kennen und sie anzuordnen. Dies ist allerdings etwas, was im 21. Jahrhundert leichter fällt als zu dem Zeitpunkt, als Goethe seine Worte niederschrieb, denn heute ist es mit weitaus weniger Schwierigkeiten verbunden, mannigfaltige Informationen in Erfahrung zu bringen und sie auszuwerten.[8]

---

[7] Goethe, Johann Wolfgang/Seidel, Siegfried (Hg.): Kunsttheoretische Schriften und Übersetzungen, Band 18, Berlin: Aufbau, 1960, S. 626.

[8] Zur allgemeinen Datenlage im früheren Jahrhundert bemerkt der Wirtschaftshistoriker David S. Landes treffend: *„[...] Aber bei der Hinwendung zu Epochen, in denen die staatlichen Behörden noch keine systematischen Datensammlungen*

Besagter Fortschritt macht es daher möglich, das folgende Kapitel als erste Beschreibung einer neuen Epoche zu deuten oder auch nur als umfassende Bündelung und Ordnung von Einflüssen auf die Auszubildenden in der Pflege zu verstehen, die prägend für Verhalten, Kompetenzen und das Selbstbild sind. Dass, und dies sei zusätzlich angemerkt, eine neue Theorie einer Ära immer auf Kritik im Detail treffen muss, erscheint dabei nicht weiter erwähnenswert. Selbstverständlich kann der Tempel auch auf eine andere Art und Weise errichtet werden; trotzdem ändert sich weder etwas an dem Fundament noch an den Säulen oder Bausteinen, denn diese stehen bereits zur Verfügung – oder einfacher artikuliert: gleich, wie unter welchen Begriffen die Einflüsse auf den Einzelnen auch zusammengefasst sein mögen, sie existieren. Nur, ist es nicht eine Aufgabe der Wissenschaft, mögliche Zusammenhänge zu untersuchen, Systematiken zu erkennen, Ordnungen darzulegen und zur Diskussion anzubieten?[9] Hierzu gehört auch immer das

---

anlegten, enthielten solche Rekonstruktionen zum Teil heroische Aufwendungen an Phantasie und Erfindungsgabe." Quelle: Landes, David S.: Wohlstand und Armut der Nationen, 5. Auflage, Berlin: Pantheon, 2018, S. 212 ff.

[9] Wie Reckwitz für die Soziologie richtig bemerkt: *„Genau dies sollte man [...] erwarten: dass sie nicht zum Stichwortgeber in wechselnden medialen Debatten [...] wird, sondern die longue duree der gesellschaftlichen Entwicklung in ihren Strukturen und Prozessen seziert, die in Jahrzehnten [...] gemessen wird [...]"* Zitat nach: Reckwitz, Andreas: Die Gesellschaft der Singularitäten, Berlin: Suhrkamp, 2019, S. 21.

Entstehen neuer Theorien mit ihren angepassten Fachtermini. Um ein entsprechendes Verständnis, eine gemeinsame Sprache schaffen sowie den Lesefluss gewährleisten zu können, ist es daher vorab vonnöten, die wichtigsten Begriffe zu definieren, sie in den wissenschaftlichen Standard einzugliedern und anschließend in einen entsprechenden Kontext zu setzen. Das Kapitel beginnt daher mit der fachlichen Erläuterung und schließt mit einer Einordnung sowie einem umfassenden Überblick ab. Ziel ist es, den heutigen Reizrahmen, dem das Individuum ausgesetzt ist, darzustellen und verständlich zu machen.

2.1 Begriffsdefinitionen

Bei den folgenden Begriffsdefinitionen wurde, um Unklarheiten zu vermeiden, Wert daraufgelegt, die Erläuterungen wörtlich und in deutscher Sprache zu zitieren.

2.1.1 Kollektiver Individualismus

„Unter einem kollektiven Individualismus wird ein Individualismus verstanden, bei dem das Individuum so eingebettet wird, dass die individuelle Selbstentfaltung innerhalb eines nicht oder kaum sichtbaren Rahmens stattfinden kann. Der kollektive

Individualismus ist zugleich die Bezeichnung einer Zeitperiode. Grundsätzlich sind zwei Varianten zu unterscheiden:

- **Vollständiger kollektiver Individualismus**

  Der vollständige kollektive Individualismus ist das Produkt eines totalen Individualisierungsprozesses, der nicht mehr durch Milieukämpfe sowie weitere Einschränkungen gehemmt wird. Er ist die Reinform bzw. das Ideal des kollektiven Individualismus und dürfte im 21. Jahrhundert nicht mehr erreicht werden.

- **Unvollständiger kollektiver Individualismus**

  Der unvollständige kollektive Individualismus ist ein kollektiver Individualismus, bei dem der Individualisierungs- und Einbettungsprozess gehemmt oder verlangsamt wird bzw. nicht vollständig abgeschlossen werden kann. Typische Faktoren dieser Hemmung wären z. B. Milieukämpfe oder die Identifikationsdissonanz. Es handelt sich daher um eine aktuelle Realitätsform. Der kollektive

Individualismus des 21. Jahrhunderts wird ein unvoll-ständiger sein."[10]

2.1.2 Homo stimulus

„Unter einem Homo stimulus versteht man eine derartig konditionierte Person, die an eine permanente Konfrontation mit hochfrequentierten, kurzen sowie künstlichen Reizen gewöhnt ist und sich ihnen kaum oder nur teilweise entziehen kann oder will. Im Gegenteil werden bestimmte Reize oft selbst eingefordert oder ein entsprechender Reizdialog angestoßen."[11]

2.1.3 Verhaltenskapitalismus

„Unter Verhaltenskapitalismus versteht man eine Spielart des Kapitalismus, in der menschliches Verhalten zum zentralen Faktor für die Produktion und Bereitstellung von Gütern und Dienstleistungen wird."[12]

---

[10] Herteux, Andreas: Grundlagen gesellschaftlicher Entwicklungen im 21. Jahrhundert: Neue Erklärungsansätze zum Verständnis eines komplexen Zeitalters, 4. Auflage, Karbach: Erich von Werner Verlag, 2020, S. 294 f.

[11] Herteux, Andreas: Grundlagen gesellschaftlicher Entwicklungen im 21. Jahrhundert: Neue Erklärungsansätze zum Verständnis eines komplexen Zeitalters, 4. Auflage, Karbach: Erich von Werner Verlag, 2020, S. 135.

[12] Herteux, Andreas: Grundlagen gesellschaftlicher Entwicklungen im 21. Jahrhundert: Neue Erklärungsansätze zum Verständnis eines komplexen Zeitalters, 4. Auflage, Karbach: Erich von Werner Verlag, 2020, S. 90.

2.1.4 Zeitenwandel

„Unter einem Zeitenwandel versteht man einen zeitlichen Abschnitt, in dem sich dessen einzelne Elemente auf eine solche Art und Weise dynamisch gegenseitig beeinflussen, dass diese eine Neuordnung der bisherigen (globalen) Machtverhältnisse bewirken können.

Diese Elemente sind:

- *Umgang mit dem technologischen Fortschritt (z. B. Digitalisierung, Verhaltenskapitalismus, Homo stimulus, Biotechnologie, KI, Optimierung des Menschen)*
- *Aufstieg neuer Konkurrenten auf den Weltmärkten (z. B. asiatische Staaten)*
- *Schwäche der westlichen Welt (z. B. durch Instabilität, schwindendes Vertrauen in bestehende Ordnungen, Verlust von Wettbewerbsfähigkeit oder durch den politischen Aufstieg Chinas)*
- *Veränderung der Umweltbedingungen (z. B. durch Klimawandel, Pandemien, Ressourcenausbeutung oder Umweltzerstörung)*

- *Fehlen von Perspektiven bei einem Teil der Menschheit*
  (z. B. durch Überbevölkerung oder unbefriedigte Grund-
  und Sicherheitsbedürfnisse)."[13]

2.1.5 Moderne Reizgesellschaft

„Unter einer modernen Reizgesellschaft versteht man einen
Zusammenschluss von Individuen, der in starker Frequenz be-
einflussenden, in der Regel künstlich erzeugten Reizen ausge-
setzt ist und sich diesen nur schwer oder nicht entziehen kann
bzw. das zum Teil auch nicht möchte."[14]

2.1.6 Reizrahmen

Unter einem Reizrahmen versteht man die Summe der künstlich erzeugten Stimuli, die der Beeinflussung des Verhaltens
dienen, mit denen ein Individuum, ein Milieu oder eine Gesellschaft im jeweiligen Umfeld konfrontiert werden könnte.[15]

---

[13] Herteux, Andreas: Grundlagen gesellschaftlicher Entwicklungen im 21. Jahrhundert: Neue Erklärungsansätze zum Verständnis eines komplexen Zeitalters, 4. Auflage, Karbach: Erich von Werner Verlag, 2020, S. 65 ff.

[14] Herteux, Andreas: Grundlagen gesellschaftlicher Entwicklungen im 21. Jahrhundert: Neue Erklärungsansätze zum Verständnis eines komplexen Zeitalters, 4. Auflage, Karbach: Erich von Werner Verlag, 2020, S. 126.

[15] Diese Definition wurde für die vorliegende Arbeit entwickelt.

2.1.7 Moderne Identifikationsdissonanz

„Die Theorie der modernen Identifikationsdissonanz, die voraussetzt, dass die Erosion der Lebenswirklichkeiten sich dynamisiert hat und die Möglichkeiten der Selbstentfaltung sich potenziert haben, besagt, dass es zunehmend Konflikte des Einzelnen bezüglich der eigenen Rolle als Teil eines Milieus und des persönlichen Individualisierungs- und Einbettungsprozesses geben kann und diese langfristig Einfluss auf die gesellschaftlichen Entwicklungen und Strukturen nehmen werden."[16]

2.1.8 Milieukampf

„Milieukampf bedeutet, dass sich zwischen den Lebenswirklichkeiten (Milieus) einer Gesellschaft (oder mehrerer Gesellschaften) Konflikte ergeben, die aktiv oder passiv ausgetragen werden."[17]

---

[16] Herteux, Andreas: Grundlagen gesellschaftlicher Entwicklungen im 21. Jahrhundert: Neue Erklärungsansätze zum Verständnis eines komplexen Zeitalters, 4. Auflage, Karbach: Erich von Werner Verlag, 2020, S. 185.

[17] Herteux, Andreas: Grundlagen gesellschaftlicher Entwicklungen im 21. Jahrhundert: Neue Erklärungsansätze zum Verständnis eines komplexen Zeitalters, 4. Auflage, Karbach: Erich von Werner Verlag, 2020, S. 209.

2.1.9 Milieukonflikt

*Dem Milieukampf gehen stets Milieukonflikte voraus. Milieu-
konflikte sind Konflikte, die dann begründet werden, wenn die
Bedürfnisse der Milieubildenden teilweise oder gänzlich uner-
füllt bleiben bzw. das Selbstverständnis der Lebenswirklichkeit
attackiert wird.* "[18]

2.2 Neue Einflüsse auf das Individuum im 21. Jahrhun-
dert

Das Zeitalter des kollektiven Individualismus, das als überge-
ordneter Reizrahmen die Wirklichkeit, die Persönlichkeit, das
Verhalten, die Fähigkeiten und die Selbstbetrachtung der Auszubildenden in der Pflege mitprägt, ist eine Epoche, die durch
das Zusammenspiel und die Dynamik mehrerer Prozesse und
deren Wechselwirkungen während des letzten Jahrzehnts[19]
eingeleitet wurde.

Ein Initiator dieser neuen Ära war dabei der Zeitenwandel, der
Begriff ist ebenfalls eine Bündelung von politischen, technologischen, wirtschaftlichen und gesellschaftlichen Faktoren

---

[18] Herteux, Andreas: Grundlagen gesellschaftlicher Entwicklungen im 21. Jahrhundert: Neue Erklärungsansätze zum Verständnis eines komplexen Zeitalters, 4.
Auflage, Karbach: Erich von Werner Verlag, 2020, S. 213.

[19] Vgl. hierzu auch Kapitel 3.3; die Geschichte des Reizrahmens.

sowie Umwelteinflüssen, die sich gegenseitig beeinflussend einen Veränderungsprozess, einen Epochenwechsel, ausgelöst haben:[20]

- Der Umgang mit dem technologischen Fortschritt
- Der Aufstieg neuer Konkurrenten auf den Weltmärkten
- Der Verlust der Dominanz der bisherigen dominierenden Mächte
- Die Veränderung der Umweltbedingungen
- Das Fehlen von Perspektiven für einen Teil der Menschheit

Ein akzeptabler historischer Vergleich wäre an dieser Stelle die industrielle Revolution, die einen ähnlichen Transformationsprozess aller Lebensbereiche, wenngleich auch in einer längeren Zeitperiode, nach sich gezogen hat.[21] Die Kombination und

---

[20] Herteux, Andreas: Grundlagen gesellschaftlicher Entwicklungen im 21. Jahrhundert: Neue Erklärungsansätze zum Verständnis eines komplexen Zeitalters, 4. Auflage, Karbach: Erich von Werner Verlag, 2020, S. 64 ff.

[21] Vor und noch zu Beginn der industriellen Revolution waren 70 % der Beschäftigten im Primärsektor, d. h. in der Land- und Forstwirtschaft sowie Fischerei, tätig. Bereits zur deutschen Reichsgründung 1871 waren es weniger als 40 %. Die Lebenswirklichkeit der Menschen in staatlichen Ordnungen, die jahrhundertelang durch den Agrarbereich geprägt wurden, ändert sich daher in einem rasenden Tempo.

Quelle: Uni Münster (Hg.): Anteil ausgewählter Wirtschaftssektoren an der Nettowertschöpfung in Deutschland in den Jahren 1850 bis 1989, (2012), Statista, unter: https://de.statista.com/statistik/daten/studie/250092/umfrage/anteil-der-

Dynamisierung der genannten Faktoren löste und löst daher einen Druck aus, dessen Folge messbare sprunghafte Veränderungen in allen relevanten Bereichen sind,[22] die letztendlich das Tor zu einer neuen Ära geöffnet haben (vgl. Abbildung 1).

Abbildung 1: Einflüsse auf das Individuum im Zeitalter des kollektiven Individualismus des 21. Jahrhunderts (Quelle: Herteux, Andreas, 2020, 74)

---

wirtschaftssektoren-an-der-nettowertschoepfung-in-deutschland/#professional [zuletzt abgerufen am 22.06.2021].

[22] Diese These lässt sich sicher im Detail diskutieren, jedoch nicht im Rahmen dieser Arbeit.

Einflüsse auf das Individuum im Zeitalter des kollektiven Individualismus des 21. Jahrhunderts

Zeitenwandel

Individuum

Homo Stimulus

Reizgesellschaft

Verhaltenskapitalismus

Prägung

Veranlagung

Erfahrung

Individualisierung

o Einbettung des Menschen

o Bedürfnisermittlung- und Befriedigung

o Selbstentfaltung- und Entwicklung

„Mensch ist Mittelpunkt"

Milieuzugehörigkeit

o Prägung durch das Milieu (z.B. Ansichten, Normen, Werte Verhalten)

o Identifikation durch Prägung und Erfahrung

o Befriedigung eines Teils der persönlichen Bedürfnisse durch Zugehörigkeit

„Mensch ist Teil"

Rollenkonflikt

„Identifikationsdissonanz"

zwischen der individualisierten Entwicklung und der Milieurolle

Milieukämpfe- und Konflikte

durch Milieuerosion sowie Identifikations- und mangelhafte Bedürfnisbefriedigung

Nun ist aber nicht jedes Detail dieser neuen Epoche ausführlich in den Mittelpunkt zu stellen. Interessant für das Thema dieser Arbeit, das sich stark auf die Pflegeausbildung fokussiert, sind allerdings primär jene, die direkt zu einer Veränderung des Verhaltens, der Persönlichkeit und des Selbstbildes der potenziellen und tatsächlichen Auszubildenden führen können und, wie noch gezeigt werden wird, auch geführt haben, denn aus der Konfrontation mit ihnen lassen sich entsprechende Fragestellungen sowie Ideen für die Anpassung der Ausbildung ableiten. Damit geraten im Besonderen der Verhaltenskapitalismus, die moderne Reizgesellschaft und der Homo stimulus in den Fokus. Das bedeutet allerdings nicht, dass beispielsweise die genetische Veranlagung oder Theorien, wie die des Milieukampfes oder des Zerfalls der Lebenswirklichkeiten, für den Einzelnen unbedeutend sind. Im Gegenteil ist dem gerade nicht so, denn der Mensch wird in der Regel durch mannigfaltige psychologische, biologische und soziokulturelle Einflüsse bestimmt, die sich stetig gegenseitig beeinflussen,[23] allerdings ist es gerade die individualisierende Ebene (vgl. auch die beiden Säulen der Abbildung), die in den letzten Jahren massiv an Wirkung gewonnen hat und mehr und mehr in den Fokus rücken

---

[23] Myers, David: Psychologie, 3. Auflage, Berlin: Springer, 2014, S. 577 ff.

sollte. Mit dieser soll daher auch begonnen werden, genauer gesagt, mit einer Kraft, deren Macht bislang häufig unterschätzt wird: dem Verhaltenskapitalismus.

2.2.1 Die Etablierung des Verhaltenskapitalismus

Um sich dem Verhaltenskapitalismus, einer neuen Form des Kapitalismus, annähern zu können, ist es vonnöten, menschliches Verhalten als nutzbaren Rohstoff zu begreifen (vgl. Abbildung 2).[24]

Ist es möglich, dieses Verhalten in einer entsprechenden Menge über Algorithmen abzuschöpfen, gleich, ob heimlich, offen oder in Dialogform, so lassen sich daraus nicht nur die Bedürfnisse eines Individuums ableiten, sondern auch Prognosen zu dessen Agieren in der Zukunft. Die geernteten

---

[24] Herteux, Andreas: Grundlagen gesellschaftlicher Entwicklungen im 21. Jahrhundert: Neue Erklärungsansätze zum Verständnis eines komplexen Zeitalters, 4. Auflage, Karbach: Erich von Werner Verlag, 2020, S. 90 ff.

Angemerkt sei, dass es in der Literatur oft auch Ansätze gibt, die aus menschlichem Verhalten gewonnenen Daten wertend zu unterscheiden; vgl. Zuboff, Shoshana: Das Zeitalter des Überwachungskapitalismus, 1. Auflage, Campus, 2018, S. 22 ff. Unabhängig davon, ob eine derartige Unterteilung, die letztendlich auf Basis einer subjektiven Moral gründet, wirklich Sinn ergibt, geht es jedoch immer darum, dass das abgeschöpfte Verhalten als Basis einer kapitalistischen Entwicklung dient.

Verhaltensdaten dienen daher, soweit sie nicht in einer Rohform weiterverkauft werden, zur Herstellung von passenden Prognose- und Befriedigungsprodukten, die wiederum auf dem Markt dem Nutzer in einer an ihn angepassten Form angeboten werden können.[25]

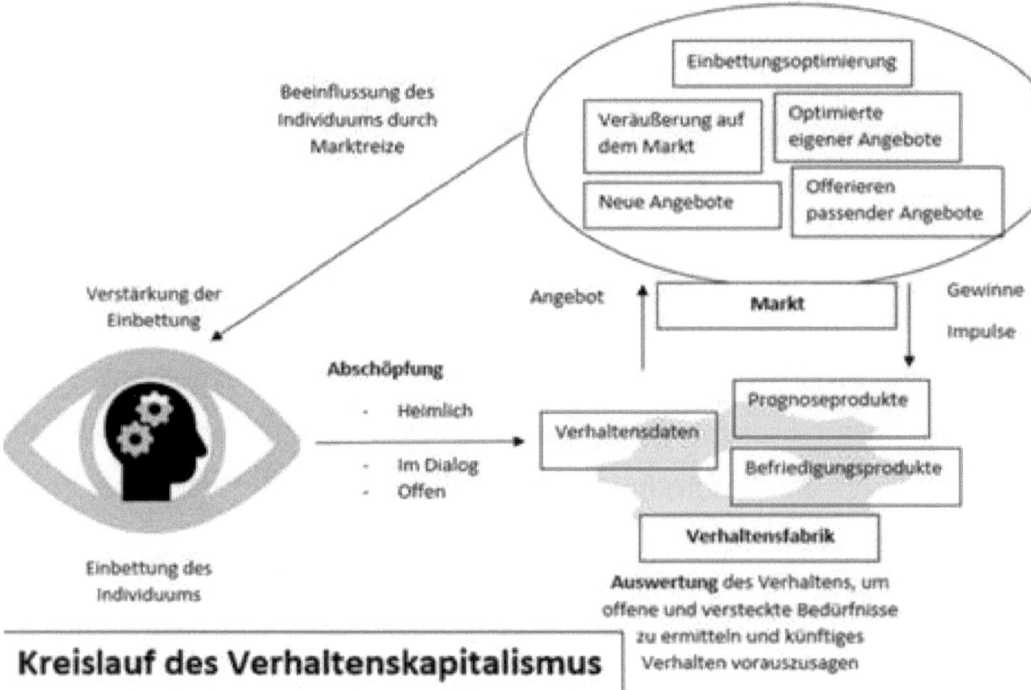

Abbildung 2: Kreislauf des Verhaltenskapitalismus (Quelle: Herteux, Andreas, 2020, 97)

---

[25] Herteux, Andreas: Grundlagen gesellschaftlicher Entwicklungen im 21. Jahrhundert: Neue Erklärungsansätze zum Verständnis eines komplexen Zeitalters, 4. Auflage, Karbach: Erich von Werner Verlag, 2020, S. 90 ff.

Dieser Vorgang soll an einem Beispiel erläutert werden. Ein Nutzer gibt in einer Internetsuchmaschine den Begriff „Tauchen" ein. Der Algorithmus nimmt diese Information und bietet Suchergebnisse am Bildschirm an. Die Abschöpfung ist hier völlig offen, sogar bereits dialogisch, denn der Anwender erwartet Antworten und mit diesen wird er auch belohnt.

Diese werden sowohl allgemeine Auskünfte beinhalten, die das grundlegende Interesse an besagtem Thema befriedigen, als auch kommerzielle Angebote zu Reisen oder Ausrüstung, die darauf spekulieren, dass sich das Interesse in der Zukunft auch in einen Umsetzungswunsch umwandeln lässt, wenn entsprechende Möglichkeiten vorgestellt werden. Informiert sich der Nutzer nun immer weiter, erhält er mehr Befriedigungs- und Prognoseprodukte, vielleicht so viele, dass sein Verhalten so beeinflusst wird, dass er tatsächlich eine Ausrüstung erwirbt, sich ausbilden lässt und einen entsprechenden Urlaub bucht. Für den Rest des Lebens ist er vielleicht ein begeisterter Taucher. Er wurde durch den Algorithmus in die Welt des Wassersportes gezogen und dort eingebettet.[26] Die interessante

---

[26] Dieses Beispiel Tauchen ist auch deswegen höchst interessant, da hier die Onlinewelt ein Bedürfnis, das primär in der Offline-Realität ausgelebt wird, herausgearbeitet hat. Es wäre daher eine fatale Fehldeutung, den Verhaltenskapitalismus

Frage, ob der Algorithmus ein tief sitzendes Bedürfnis des Nutzers, der vielleicht am Anfang geglaubt hat, nur ein flüchtiges Interesse zu besitzen, herausgearbeitet oder ihn mithilfe von entsprechenden Reizen nur in eine kommerzielle Richtung manipuliert hat, lässt sich nicht abschließend beantworten. Nun ist das Beispiel des Tauchers ein sehr übersichtliches, wirkt kontrollierbar. Es erinnert ein wenig an die „alte" digitale Welt der Plattformökonomie.[27]

Was aber, wenn eine solche Abschöpfung in weitaus größerem Stil passiert und der Algorithmus viele Handlungen im Netz dokumentiert, auf persönliche Informationen, Bilder und konkrete Interessensangaben stößt, ohne dass diese ihm bewusst als Rohstoff zur Verfügung gestellt wurden? Wenn er eine Vielzahl von Verhaltensdaten besitzt und auf deren Basis entscheidet, welche Informationen oder welche Angebote der Anwender angezeigt bekommt und welche nicht? Derartiges geschieht beispielsweise bei Facebook. Die Werbeanzeigen, Freunde,

---

als rein digitales Phänomen zu deuten. Eine Trennung zwischen beiden Wirklichkeiten gibt es daher nicht.

[27] Der Begriff der Plattformökonomie wird heute noch gerne verwendet. Sie beschreibt, etwas vereinfacht, die Abwicklung von Geschäften auf digitalen Märkten. Diese gibt es selbstverständlich noch, allerdings ist die Plattformökonomie nur ein Teil des Verhaltenskapitalismus, da Abschöpfung und Verwertung heute eben nicht mehr auf digitalen Märkten stattfinden, sondern schlicht überall und jederzeit.

Gruppen, Unterhaltungsausschnitte, Videos, Informationen –
jeder Nutzer erhält sein individuelles und spezifisches Angebot.
Es beruht auf der Auswertung des Verhaltens. Welche Daten
gibt der Nutzer preis? Welche Elemente werden mit einem Like
versehen? Wie ist er demografisch einzuordnen? Wie örtlich?
Was verraten die Kommentare über die Denkmuster?[28]

Die Einbettung kann nun viel tiefer vorangehen und ist weniger
kontrollierbar. Es entstehen individuelle Wirklichkeiten mit dem
Individuum im Mittelpunkt. Der Einzelne wird zum König in der
eigenen virtuellen Welt, die für viele einen großen Teil der Realität darstellt (vgl. Abbildung 3).[29]

---

[28] Angemerkt sei, dass niemand die genauen Algorithmen von Facebook, Google &
Co. kennt und daher auch nicht deren Auswertungskriterien.

[29] Herteux, Andreas: Grundlagen gesellschaftlicher Entwicklungen im 21. Jahrhundert: Neue Erklärungsansätze zum Verständnis eines komplexen Zeitalters, 4.
Auflage, Karbach: Erich von Werner Verlag, 2020, S. 90 ff.

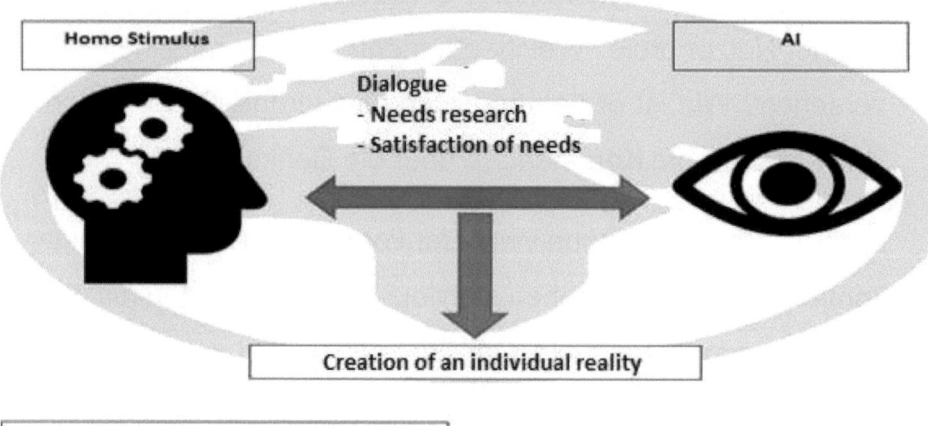

Abbildung 3: Embedding process (Quelle: Herteux, Andreas, 2020, 105)

Und wieder stellt sich natürlich die gleiche Frage: Arbeitet der Algorithmus nur innere, dem Anwender vielleicht gar nicht bewusste Bedürfnisse heraus oder aber manipuliert er diesen im Sinne der Gewinnmaximierung? Die Wahrheit liegt vermutlich irgendwo dazwischen.[30]

---

[30] Herteux, Andreas: Grundlagen gesellschaftlicher Entwicklungen im 21. Jahrhundert: Neue Erklärungsansätze zum Verständnis eines komplexen Zeitalters, 4. Auflage, Karbach: Erich von Werner Verlag, 2020, S. 108 ff.

In jedem Fall offeriert der Einbettungsmechanismus eine neue Form der Selbstverwirklichung und Individualisierung,[31] die in früheren Zeiten nicht denkbar war; der Preis dafür ist die unbewusste Akzeptanz einer operanten Konditionierung durch Reize,[32] da der Kreislauf des Verhaltenskapitalismus die eigene Verhaltensweise ganz konkret an die Konsequenzen koppelt. Eine wäre in diesem Fall die Hoffnung auf die genannte Selbstverwirklichung innerhalb eines unsichtbaren Rahmens, der von einem Algorithmus vorgegeben wird.[33] Betrachtet man zusätzlich, dass das Internet im Jahr 2021 in Deutschland durchschnittlich 86 Stunden in der Woche von den unter 40-Jährigen, zu denen der größte Teil der Auszubildenden in der Pflege zählen dürfte, genutzt wird,[34] dann werden die Dimensionen schnell klar:

---

[31] Für die humanistischen Theoretiker der Psychologie wie Maslow oder Rogers wäre das ein erstrebenswertes, persönlichkeitsbildendes Maximum; vgl. Myers, David: Psychologie, 3. Auflage, Berlin: Springer, 2014, S. 565 ff.

[32] Myers, David: Psychologie, 3. Auflage, Berlin: Springer, 2014, S. 300 ff.

[33] Und an dieser Stelle sei an die Definition des Zeitalters des kollektiven Individualismus erinnert: *„Unter einem kollektiven Individualismus wird ein Individualismus verstanden, bei dem das Individuum so eingebettet wird, dass die individuelle Selbstentfaltung innerhalb eines nicht oder kaum sichtbaren Rahmens stattfinden kann [...]"*

[34] Postbank (Hg.): Postbank Digital Studie 2021, (2020), unter: https://www.presseportal.de/pm/6586/4890689 [zuletzt abgerufen am 17.06.2021].

Der Verhaltenskapitalismus bzw. der von ihm mitgebildete Reizrahmen ist einer der größten Beeinflussungsfaktoren des 21. Jahrhunderts und vereint dementsprechend auch eine sehr große, stetig wachsende ökonomische Macht, denn laut diversen Studien und Analysen verteilen sich 60 % des weltweiten Online-Werbemarktes (25 % des Gesamtwerbemarktes) auf Google[35] und Facebook.[36] Tendenz steigend.[37] Diesen beiden Unternehmen folgen weitere bekannte Plattformen wie Amazon oder Apple sowie vor allem chinesische Anbieter wie Tencent, Baidu oder Alibaba. Es kann daher auch nicht verwundern, dass unter den zehn wertvollsten Unternehmen der Welt sechs Verhaltenskapitalisten zu finden sind.[38]

---

[35] Seit 2015 ist die Alphabet Inc. die Dachgesellschaft von Google und weiteren Tochterunternehmen.

[36] Zu Facebook gehören unter anderem auch WhatsApp oder Instagram. Auch wenn es Zukäufe wie Oculus VR gab, ist und bleibt das Kerngeschäft das Sammeln von Verhaltensdaten und deren verhaltenskapitalistische Verwertung.

[37] Richter, Felix: Das Werbeduopol, 2017, Statista, unter: https://de.statista.com/infografik/12198/anteil-von-google-und-facebook-am-weltweiten-werbeumsatz/ [zuletzt abgerufen am 17.06.2021].

[38] Apple, Facebook, Alphabet Inc., Tencent Holdings, Alibaba Group, Amazon; man könnte überlegen, ob der Technologieriese Microsoft auch noch hinzugezählt werden könnte, allerdings stehen bei diesem die Verhaltensdatensammlung und Verwertung noch hinter Hard- und Softwareprodukten zurück.

Quelle: Statista, unter: https://de.statista.com/statistik/daten/studie/12108/umfrage/top-unternehmen-der-welt-nach-marktwert/ [zuletzt abgerufen am 21.06.2021].

Diese Beispiele sowie die nüchternen Zahlen machen deutlich, warum Verhaltensdaten heute so eine große Bedeutung haben und nicht mehr nur ein Rohstoff sind, sondern inzwischen ein volkswirtschaftlicher Produktionsfaktor, der nicht nur Arbeit, Boden und Kapital ergänzt,[39] sondern für große Teile des Wirtschaftslebens von herausragender Bedeutung ist. Der Verhaltenskapitalismus ist damit ein wichtiger Bestandteil für den wirkenden Reizrahmen auf Auszubildende in der Pflege im 21. Jahrhundert. Einer, der bis in die Intimsphäre vordringt und dort auch – in der Regel – willkommen geheißen wird.

2.2.2 Homo stimulus und moderne Reizgesellschaft

Der kollektive Individualismus zeichnet sich durch die Wechselwirkung und gegenseitige Beeinflussung verschiedener Elemente aus. Nichts wirkt für sich, alles bedingt und dynamisiert sich gegenseitig. Der Verhaltenskapitalismus wurde bereits vorgestellt, allerdings wäre dessen Etablierung ohne die moderne Reizgesellschaft und den entsprechenden Reizrahmen

---

[39] Herteux, Andreas: Grundlagen gesellschaftlicher Entwicklungen im 21. Jahrhundert: Neue Erklärungsansätze zum Verständnis eines komplexen Zeitalters, 4. Auflage, Karbach: Erich von Werner Verlag, 2020, S. 94.

nicht vorstellbar gewesen.[40] Es handelt sich, um ein Bild zu bemühen, nicht um zwei verschiedene Pflanzen, sondern um Äste
eines einzigen Baumes.[41]

Dieser Reizrahmen besteht heute überwiegend aus künstlich
erzeugten Stimuli, die in starker Frequenz beeinflussend auf
das Individuum einwirken und primär verhaltenskapitalistischer
Natur sind.[42] Ein Entzug ist nur schwer möglich oder häufig gar
nicht erwünscht. Die Stimuli sollen Entscheidungen auslösen,
auch wenn der größte Teil der Reize in dieser Zielsetzung
scheitert. Um diese zu treffen, wird in der Verhaltensökonomie
häufig von zwei verschiedenen Problemlösungssystemen für
menschliches Entscheidungsverhalten ausgegangen:[43]

- System 1 („automatisches System", „Autopilot") arbeitet
  automatisch, schnell, fleißig, stetig, aber auch

---

[40] Herteux, Andreas: Grundlagen gesellschaftlicher Entwicklungen im 21. Jahrhundert: Neue Erklärungsansätze zum Verständnis eines komplexen Zeitalters, 4. Auflage, Karbach: Erich von Werner Verlag, 2020, S. 120 ff.

[41] Auf die Geschichte dieses Reizrahmens soll in Kapitel 3.3 noch ausführlich eingegangen werden.

[42] Herteux, Andreas: Homo stimulus – Grundlagen menschlicher Anpassung und Weiterentwicklung im Zeitalter des kollektiven Individualismus, 8. Auflage, Karbach: Erich von Werner Verlag, 2020, S. 55 ff.

[43] Vgl. Kahnemann, Daniel: Schnelles Denken, langsames Denken, 12. Auflage, München: Penguin Verlag, 2012, S. 31 ff. Ökonomie-Nobelpreisträger hat dieses „duale System" populär gemacht.

oberflächlich, emotional und trifft etwaige Entscheidungen in rasender Geschwindigkeit; oft auf Basis von Heuristiken. Es übernimmt den größten Teil der kognitiven Leistung des Gehirns. Einige Lehrbücher des Neuromarketings gehen davon aus, dass 95 % des Verhaltens über dieses System gesteuert werden, andere 70–80 %.[44]

- System 2 („willentliches System", „Pilot") ist der langsame, tiefgehende, faule Teil des kognitiven Denkens, der angestoßen wird, um komplexe Probleme zu lösen, und verbraucht weitaus mehr Ressourcen als System 1.

Die moderne Reizgesellschaft und all ihre Stimuli zielen primär auf den „Autopiloten" ab, der anschließend abschöpfbares Verhalten produziert, wobei es vollkommen irrelevant ist, welche Reize in ihrer eigentlichen Zielsetzung erfolgreich sind.[45]

Da die Reizsetzung kein einseitiges Bombardement darstellt, sondern viele Stimuli vielmehr von den Nutzern aktiv

---

[44] Häusel, Hans-Georg: Die wissenschaftliche Fundierung des Limbic-Ansatzes, München: Gruppe Nymphenburg – Brand and Retail Experts, 2021, S. 9, unter: https://www.haeusel.com/wp-content/uploads/2016/03/wiss_fundierung_limbic_ansatz.pdf [zuletzt abgerufen am 23.06.2021].

[45] Herteux, Andreas: Homo stimulus – Grundlagen menschlicher Anpassung und Weiterentwicklung im Zeitalter des kollektiven Individualismus, 8. Auflage, Karbach: Erich von Werner Verlag, 2020, S. 31.

angefordert werden, entsteht ein Kreislauf, der eine Gewöhnung an schnelle Reize zur Folge hat. Dementsprechend ist eine entsprechende Steigerung von künstlichen Stimuli auch messbar:

- Der Kurznachrichtendienst Twitter hatte im 1. Quartal 2017 ca. 109 Millionen tägliche Aufrufe. Im 1. Quartal 2021 waren es bereits knapp 200 Millionen.[46]
- Instagram hat inzwischen ca. 1,22 Milliarden Nutzer (2019: 1,0 Milliarde), davon sind 71 % jünger als 35 Jahre. 500 Millionen nutzen die Möglichkeit, kurze und schnelle Storys zu posten.[47]
- Youtube hat mittlerweile über 2 Milliarden Nutzer im Monat (2020: 1,9 Milliarden).[48] Google, der Eigentümer der Plattform selbst, behauptet, dass 8 von 10 Personen im

---

[46] Quelle: Statista, unter: https://de.statista.com/statistik/daten/studie/1032299/umfrage/monetarisierbare-taeglich-aktive-nutzer-von-twitter-weltweit/ [zuletzt abgerufen am 23.06.2021].

[47] Quelle: Statista, unter: https://de.statista.com/themen/2506/instagram/ [zuletzt abgerufen am 23.06.2021].

[48] Quelle: Youtube, unter: https://www.youtube.com/intl/en-GB/about/press/ [zuletzt abgerufen am 23.06.2021].

Alter von 18–49 mindestens einmal im Monat ein Video auf der Plattform ansehen würden.[49]

- Das Kurzvideoportal TikTok, erst 2016 gegründet, kann 689 Millionen User weltweit für sich begeistern.[50]

Diese Liste ist nicht abschließend, macht den weltweiten Trend der Steigerung der künstlichen Stimuli und die Entwicklung der Nachfrage nach diesen aber mehr als deutlich:

Es handelt sich einerseits um eine operante Konditionierung, denn die Konsequenzen des Verhaltens sind häufig eine stetige Belohnung mit Ergebnissen oder gar die Selbstverwirklichung.[51] Andererseits führt ein derartiges Verhalten zu Anpassungen in der Gehirnstruktur.[52] Da sowohl Persönlichkeit als auch das Verhalten und die Selbstwahrnehmung von der Wechselwirkung zwischen psychologischen, biologischen wie auch soziokulturellen Einflüssen bestimmt werden, wirken sich

---

[49] Quelle: Google, unter: https://www.thinkwithgoogle.com/marketing-strategies/video/video-trends-where-audience-watching/ [zuletzt abgerufen am 23.06.2021].

[50] Quelle: https://de.statista.com/themen/5975/tiktok/ [zuletzt abgerufen am 23.06.2021].

[51] Vgl. Kapitel 2.2.1.

[52] Genaueres hierzu in Kapitel 5.

entsprechende Veränderungen direkt auch beim Menschen selbst aus.[53]

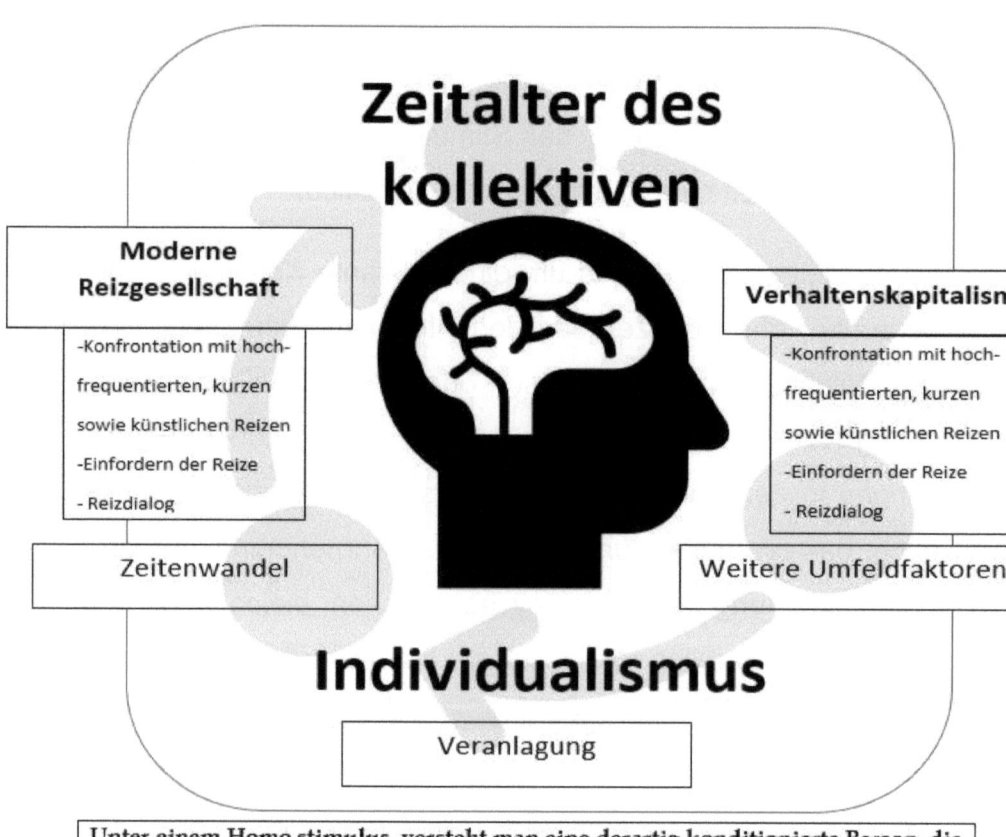

Abbildung 4: Die Formung des Homo stimulus (Quelle: Herteux, Andreas, 2020, 123)

Die Weiterentwicklung des Homo sapiens schreitet daher voran. Bei nicht wenigen Individuen kann bereits von einer Transformation zu einem Homo stimulus,[54] einer Person, die an eine dauerhafte Konfrontation mit hochfrequentierten, kurzen sowie künstlichen Stimuli gewöhnt ist und sich ihnen kaum oder nur teilweise entziehen kann oder will, sondern bestimmte Reize selbst einfordert oder einen entsprechenden Reizdialog selbst anstößt, gesprochen werden (vgl. Abbildung 4).[55] Einer Daseinsform, deren Präsenz sich stetig erweitert, wobei der Begriff und seine Definition natürlich diskutiert und erweitert werden können. Die Konsequenzen dieser Entwicklung sollen aber erst im 5. Kapitel näher betrachtet werden.

2.2.3 Weitere Einflüsse

Das Individuum wird von einer Vielzahl von Einflüssen in seiner Persönlichkeitsentwicklung, seinem Verhalten und seiner Selbstbetrachtung beeinflusst. Die vorgestellten Konzepte des

---

[53] Myers, David: Psychologie, 3. Auflage, Berlin: Springer, 2014, S. 8 ff.

[54] Der Homo stimulus ist selbstverständlich keine biologische Kategorie, sondern vielmehr eine Bündelung.

[55] Herteux, Andreas: Homo stimulus – Grundlagen menschlicher Anpassung und Weiterentwicklung im Zeitalter des kollektiven Individualismus, 8. Auflage, Karbach: Erich von Werner Verlag, 2020, S. 19 ff.

Verhaltenskapitalismus und der Reizgesellschaft gehören zur individualisierenden Säule des kollektiven Individualismus.[56] Darüber hinaus gibt es u. a. mit dem gesellschaftlichen Zerfall, mit Milieukonflikten, Milieukampf, der modernen Identifikationsdissonanz weitere Phänomene, die auf den Einzelnen einwirken und daher ihre Erwähnung finden müssen, um die Komplexität des neuen Zeitalters ausreichend darzustellen und um zudem die gegenseitige Dynamisierung aller Elemente erneut herauszuheben, denn am Ende wirken im kollektiven Individualismus nicht isolierte einzelne Kräfte, sondern vielmehr ein Gemisch von Variablen, die sich gegenseitig bedingen, bestärken und beschleunigen.[57]

2.2.3.1 Erosion der Gesellschaft

Der Zeitenwandel sowie die Phänomene der Individualisierung haben eine

messbare Erosion der sozialen Milieus bedingt. Oder einfacher ausgedrückt: Die Gesellschaften zerfallen in immer kleinere Lebenswirklichkeiten, wobei sich soziale Milieus dadurch

---

[56] Vgl. Kapitel 2.2.1 und 2.2.2.

[57] Reziprozität sollte im wissenschaftlichen Verständnis des 21. Jahrhunderts allerdings nicht erklärungsbedürftig sein; zumindest, wenn das isolierte Modell verlassen wird.

definieren, dass diejenigen, die ihnen angehören, spezifische Weltansichten, Verhaltensmuster, Normen, Werte oder Vorstellungen von einem guten Leben teilen und sich ggf. von anderen Lebenswirklichkeiten abgrenzen.[58] In Deutschland spricht man, laut den Studien des Sinus-Institutes, von folgenden Milieus:[59]

- Traditionelles Milieu (ca. 10 % der Bevölkerung)
- Prekäres Milieu (ca. 9 %)
- Konsum-Hedonistisches Milieu (ca. 8 %)
- Nostalgisch-Bürgerliche Mitte (ca. 11 %)
- Adaptiv-pragmatisches Mitte (ca. 12 %)
- Postmaterielles Milieu (ca. 12 %)
- Konservativ-Gehobenes Milieu (ca. 11 %)
- Neo-Ökologisches Milieu (ca. 8 %)
- Milieu der Performer (ca. 10 %)

---

[58] Barth, Bertram et al. (Hg.): Praxis der Sinus-Milieus – Gegenwart und Zukunft eines modernen Gesellschafts- und Zukunftsmodells, 1. Auflage, Wiesbaden: Springer VS, 2018, S. 7 ff.

[59] Es gibt noch andere Erhebungen, allerdings sind die des Sinus-Institutes die populärsten und finden häufige Anwendung in Medien, Politik und Wissenschaft. Sie sind eine Art Grundlage für die soziale Gesellschaftsforschung.

Quellen: Barth, Bertram et al. (Hg.): Praxis der Sinus-Milieus – Gegenwart und Zukunft eines modernen Gesellschafts- und Zukunftsmodells, 1. Auflage, Wiesbaden: Springer VS, 2018, S. 10 ff. und

Homepage des Sinus-Institutes: https://www.sinus-institut.de/sinus-milieus/sinus-milieus-deutschland [zuletzt abgerufen am 24.06.2021].

- <u>Expeditives Milieu (ca. 10 %)</u>

Ob die aktuelle Forschung, die entsprechendes Datenmaterial immer erst in aufwendigen, oft jahrelangen Befragungen sammeln und auswerten muss, mit der dynamischen Entwicklung der Individualisierung und der gesellschaftlichen Erosion Schritt halten kann, soll an dieser Stelle offenbleiben.[60] Die Dynamik der Entwicklung lässt jedoch erahnen, dass der Zerfall weiter fortgeschritten ist, als die Modelle es abbilden können.[61] Unabhängig von dieser Fragestellung bleibt aber anzumerken, dass es eine eindeutige und messbare gesellschaftliche Entwicklung gibt und die Gesellschaft des 21. Jahrhunderts weit

---

[60] Zu dieser Frage teilweise gegenteilige Ansichten:
- Barth, Bertram et al. (Hg.): Praxis der Sinus-Milieus – Gegenwart und Zukunft eines modernen Gesellschafts- und Zukunftsmodells, 1. Auflage, Wiesbaden: Springer VS, 2018, S. 10 ff.
- Herteux, Andreas: Grundlagen gesellschaftlicher Entwicklungen im 21. Jahrhundert: Neue Erklärungsansätze zum Verständnis eines komplexen Zeitalters, 4. Auflage, Karbach: Erich von Werner Verlag, 2020, S. 20 ff.

[61] An dieser Stelle sei angemerkt, dass das auch die Sinus-Milieus immer schneller ergänzt und abgeändert werden. Im Vergleich zu den Vorjahren wurden für einige Lebenswirklichkeiten 2020 Untermilieus eingeführt und damit – streng genommen - zweigeteilt. 2021 lässt sich eine größere Umstrukturierungen bemerken. Hier wurden einzelne Milieus gestrichen oder neu eingeführt. Diese sind im Text angeführt; hier lässt sich natürlich, gerade im Kontext des kollektiven Individualismus trefflich diskutieren.

Zusätzlich gibt es selbstverständlich auch immer Segmentierungen wie z.B. Erhebungen für Jugendliche oder aber für Menschen mit Migrationshintergrund.

von der beinahe homogenen Welt beispielsweise der 60er-Jahre entfernt ist.[62] Von diesem Trend bleibt der Einzelne, der nicht nur individualisiert (1. Säule) wird, sondern auch einer Lebenswirklichkeit (2. Säule) angehört, nicht unbeeinflusst.

2.2.3.2 Milieukonflikte und Milieukampf

Die Erosion der Gesellschaft hat am Ende auch Folgen für den sozialen Frieden, denn zwischen den verschiedenen Lebenswirklichkeiten, die oft abweichende, manchmal auch gegenteilige Wertvorstellungen, Lebensentwürfe oder Normen besitzen, muss es zwangsläufig zu Konflikten kommen. Hierfür sind in der Regel zwei Anlässe maßgeblich:[63]

- einerseits aufgrund mangelnder Bedürfnisbefriedigung eines Milieus,[64]

---

[62] Vgl. Kapitel 3.3.2.

[63] Herteux, Andreas: Grundlagen gesellschaftlicher Entwicklungen im 21. Jahrhundert: Neue Erklärungsansätze zum Verständnis eines komplexen Zeitalters, 4. Auflage, Karbach: Erich von Werner Verlag, 2020, S. 202 ff.

[64] Herteux, Andreas: Grundlagen gesellschaftlicher Entwicklungen im 21. Jahrhundert: Neue Erklärungsansätze zum Verständnis eines komplexen Zeitalters, 4. Auflage, Karbach: Erich von Werner Verlag, 2020, S. 213 ff.

- andererseits wegen wahrgenommener Attacken auf die Selbstverständlichkeit bzw. die Identität der Lebenswirklichkeit.[65]

Aus diesen Milieukonflikten können Milieukämpfe werden, die erheblich zur gesellschaftlichen Zerrissenheit beitragen. Dass manche Lebenswirklichkeiten diese aktiver betreiben und das eigene Weltbild sowie die eigenen Interessen offensiver expandieren möchten, während andere Milieus primär mit sich selbst beschäftigt sind und oft nur passiv agieren, ändert an der Grundkonstellation nichts, denn gerade schwelende und dann scheinbar irrational explodierende Elemente erscheinen oft weitaus gefährlicher für den sozialen Frieden als sichtbar ausgetragene Unstimmigkeiten.[66]

Anzumerken bleibt, dass die Trennlinien in diesen Fällen nicht, wie oft fälschlicherweise suggeriert, zwischen zwei Lagern bestehen,[67] sondern zwischen vielen, bei denen es nur temporäre

---

[65] Herteux, Andreas: Grundlagen gesellschaftlicher Entwicklungen im 21. Jahrhundert: Neue Erklärungsansätze zum Verständnis eines komplexen Zeitalters, 4. Auflage, Karbach: Erich von Werner Verlag, 2020, S. 217 ff.

[66] Herteux, Andreas: Grundlagen gesellschaftlicher Entwicklungen im 21. Jahrhundert: Neue Erklärungsansätze zum Verständnis eines komplexen Zeitalters, 4. Auflage, Karbach: Erich von Werner Verlag, 2020, S. 226 ff.

[67] Ein typisches Beispiel für diesen Irrtum ist eine Studie der Uni Münster, die am 11.06.2021 publiziert wurde und erneut eine Zwei-Lager-Theorie für die deutsche Gesellschaft aufstellt.

oder scheinbare Bündnisse gibt.[68] Die Gesellschaft ist daher im 21. Jahrhundert vielfach komplexer, als es dualistische Theorien vermuten lassen. Das Individuum wird womöglich auch durch diese Konflikte und Kämpfe geprägt.

2.2.3.3 Moderne Identifikationsdissonanz

Das Zeitalter des kollektiven Individualismus kennzeichnet sich durch stetige Wechselwirkungen, allerdings sind zwei Entwicklungen herauszuheben: einerseits die fortschreitende Individualisierung, getrieben durch Zeitenwandel, Reizgesellschaft und Verhaltenskapitalismus, und andererseits der gesellschaftliche Zerfall mit seinen Milieukämpfen und Konflikten. Die moderne Identifikationsdissonanz,[69] die als eine spezifische Variante der kognitiven Dissonanz betrachtet werden kann,[70] könnte wiederum mittel- und langfristig zu einem Spannungsverhältnis

---

Back, Mitja et al.: Von Verteidigern und Entdeckern: Ein Identitätskonflikt um Zugehörigkeit und Bedrohung: Working Report. Miami – Publikationsserver der Universität Münster, 2021, unter: DOI: 10.17879/97049506223.

[68] Herteux, Andreas: Grundlagen gesellschaftlicher Entwicklungen im 21. Jahrhundert: Neue Erklärungsansätze zum Verständnis eines komplexen Zeitalters, 4. Auflage, Karbach: Erich von Werner Verlag, 2020, S. 222 ff.

[69] Herteux, Andreas: Grundlagen gesellschaftlicher Entwicklungen im 21. Jahrhundert: Neue Erklärungsansätze zum Verständnis eines komplexen Zeitalters, 4. Auflage, Karbach: Erich von Werner Verlag, 2020, S. 187 ff.

[70] Myers, David: Psychologie, 3. Auflage, Berlin: Springer, 2014, S. 602 ff.

zwischen der Rolle in der Gesellschaft („gesellschaftliche Identität") und der Entwicklung als Individuum („König in der eigenen Welt") führen (vgl. Abbildung 5).

Rollenkonflikt des Individuums im Zeitalter des kollektiven Individualismus

Zeitenwandel

Individuum

Homo Stimulus

Reizgesellschaft

Verhaltenskapitalismus

Prägung

Veranlagung

Erfahrung

Individualisierung

o Einbettung des Menschen

o Bedürfnisermittlung- und Befriedigung

o Selbstentfaltung- und Entwicklung

„Mensch ist Mittelpunkt"

Milieuzugehörigkeit

o Prägung durch das Milieu (z.B. Ansichten, Normen, Werte Verhalten)

o Identifikation durch Prägung und Erfahrung

o Befriedigung eines Teils der persönlichen Bedürfnisse durch Zugehörigkeit

„Mensch ist Teil"

Rollenkonflikt

„Identifikationsdissonanz"

zwischen der individualisierten Entwicklung und der Milieurolle

o Individualisierung wird gegenüber Milieuroll in der Regele bevorzugt

o Milieurolle wird hinterfragt, aber die Lebenswirklichkeit wird teilweise noch für die Bedürfniserfüllung benötigt

o Folge: Individualisierungsprozess setzt sich fort, Milieus erodieren

Abbildung 5: Rollenkonflikt des Individuums im Zeitalter des kollektiven Individualismus (Quelle: Herteux, Andreas, 2020, 74)

2.2.3.4 Vollständiger oder unvollständiger kollektiver Individualismus?

Weiterhin stellt sich auch die Frage nach der Natur des Zeitalters. Der kollektive Individualismus definiert sich als Individualismus, bei dem das Individuum so eingebettet wird, dass die individuelle Selbstentfaltung innerhalb eines nicht oder kaum sichtbaren Rahmens stattfinden kann. Solange jedoch die Individualisierung durch beispielsweise Milieukämpfe gehemmt wird, wird von einem unvollständigen kollektiven Individualismus gesprochen. Das heißt, das Individuum wird sich noch viele Jahrzehnte zwischen verschiedenen Spannungsfeldern bewegen.

2.2.3.5 Sonstiges

Über die genannten Elemente hinaus spielen auch weitere soziokulturelle (z. B. erlebte Rollenmodelle, Einflüsse von Eltern oder Gleichaltrigen), psychologische (z. B. erlernte Ängste und Erwartungen) und biologische Faktoren (z. B. adaptive Merkmale, hormonelle Einflüsse oder genetische Prägungen) für die Verhaltensmuster, Selbstwahrnehmung oder

Persönlichkeitsentwicklung eine Rolle.[71] Diese seien hier aber nur ergänzend erwähnt.

2.3 Zusammenfassung

Das Individuum ist im 21. Jahrhundert mannigfaltigen Einflüssen ausgesetzt, die einen wesentlichen Einfluss auf Persönlichkeit, Verhalten und Selbstbild nehmen können. Diese Einflüsse wurden unter dem Begriff „kollektiver Individualismus" zusammengefasst. Einer solchen Bündelung muss nicht gefolgt und diese kann, wie jede Theorie, auch diskutiert werden. Das sollte sie auch, allerdings sind die einzelnen Elemente des besagten Modells, wie beispielsweise der Aufstieg des Verhaltenskapitalismus, die moderne Reizgesellschaft, die gesellschaftliche Erosion oder Milieukämpfe, wissenschaftlich untersuchte und belegte Phänomene in verschiedensten Disziplinen, die in dieser Arbeit interdisziplinär betrachtet werden. Aber so wie die Einflüsse vielfältig und wechselwirkend sind, so musste es auch die Betrachtungsweise sein, um dem Thema auch nur im Ansatz gerecht werden zu können.

---

[71] Myers, David: Psychologie, 3. Auflage, Berlin: Springer, 2014, S. 9 ff.

Am Ende steht die Theorie eines neuen Zeitalters, dessen bemerkenswerteste Eigenschaft die dynamische Geschwindigkeit ist, mit der das Angesicht der Erde verändert wurde. Eine solche Veränderung des Reizrahmens hat auch für die Ausbildung in der Pflege massive Folgen, denn die Auszubildenden in diesem Bereich erleben eine völlig neue Art der Sozialisierung und Konditionierung. Vielleicht eine, die sie weitaus mehr von Praxisanleitern oder Lehrkräften trennt als diese von den lehrenden Generationen vor ihnen. Doch dies soll in Kapitel 3.3 näher betrachtet werden. Gleiches gilt für die Auswirkungen des Reizrahmens auf das Individuum, die im 5. Kapitel den Schwerpunkt bilden. Im 3. Teil dieser Ausfertigung müssen allerdings zuvor die Pflegeausbildung in Deutschland und deren Rahmenbedingungen in den Mittelpunkt rücken.

3. Die Pflegeausbildung in Deutschland

„Krankenpflege ist eine Kunst"

Florence Nightingale

Die Pflege ist spätestens seit der Corona-Pandemie wieder in den Fokus der Öffentlichkeit gerückt, denn es handelt sich um einen systemrelevanten Faktor des öffentlichen Lebens, der nicht nur einer großen Anzahl von Menschen Lohn und Einkommen sichert, sondern eine zentrale Säule der gesellschaftlichen Wirklichkeit darstellt.

Die Gesamtzahl der Beschäftigten in sozialversicherungspflichtigen Verhältnissen im Pflegebereich in Deutschland beträgt im Jahr 2020 ca. 1,7 Millionen Pflegepersonen.[72] Davon ca. 615.000 in der Alten- und 1,11 Millionen in der Krankenpflege. Ein kontinuierlicher Wachstumsmarkt, denn im Jahr 2016

---

[72] Bundesagentur für Arbeit (Hg.): Arbeitsmarktsituation im Pflegebereich, 2021, S. 6.

waren es dagegen nur ca. 1,55 Millionen.[73] In der Altenpflege beträgt der Anteil der Helfer 48 %, bei den Krankenpflegekräften 16 %. Bei den übrigen Beschäftigten handelt es sich um Fachkräfte oder Spezialisten.[74] Zugleich sind ca. 80 % des Pflegepersonals in der Krankenpflege (Altenpflege: 83 %) weiblich.[75]

Eine Ausbildung im Pflegebereich wurde im Schuljahr 2019/20 von 71 300 Personen begonnen. Das entspricht einer Steigerung von 8,2 % im Vergleich zum Vorjahr.[76] Laut einer repräsentativen Befragung unter jungen Erwachsenen von 14–30 Jahren können sich 21 % der Befragten (4 % sehr, 16 % grundsätzlich) vorstellen, in diesem Bereich aktiv zu werden. Weitere 20 % haben grundlegendes Interesse, sind aber momentan

---

[73] Bundesagentur für Arbeit (Hg.): Arbeitsmarktsituation im Pflegebereich, 2021, S. 7.

[74] Bundesagentur für Arbeit (Hg.): Arbeitsmarktsituation im Pflegebereich, 2021, S. 7.

[75] Statista: Verteilung sozialversicherungspflichtig Beschäftigter in der Pflege in Deutschland nach Pflegeart und Geschlecht im Jahr 2020, (2020), unter: https://de.statista.com/statistik/daten/studie/1029877/umfrage/verteilung-von-pflegekraefte-in-deutschland-nach-pflegeart-und-geschlecht/ [zuletzt abgerufen am 26.06.2021].

[76] Statistisches Bundesamt (Hg.): Bildung und Kultur – Berufliche Schulen, Schuljahr 2019/2020, Tabelle 2.3, 2021.

nicht an einer beruflichen Laufbahn in diesem Bereich interessiert.[77]

Der Trend scheint daher in allen Fällen positiv zu sein, allerdings täuschen die reinen Zahlen, die oft auch medial kommuniziert werden, denn auch die Gruppe der Pflegebedürftigen ist von 2,86 Millionen (2015) auf 3,7 Millionen (2018) gestiegen und die demografische Entwicklung sollte noch eine weitere Dynamisierung mit sich bringen.[78] 29 % der Stellen sind zusätzlich auf Teilzeit ausgelegt und der Gesamtbedarf wird bereits heute zu 13 % durch ausländische Staatsbürger abgedeckt.[79] Auch die Zahlen der Ausbildung lesen sich besser, als sie es sind, denn die Abbrecherquote ist mit 30 % außergewöhnlich hoch und tatsächlich gab es 2020 in der Summe nur ca. 130.000 Azubis in den diversen Kursen.[80]

---

[77] Sinus-Institut (Hg.): Sinus-Jugendbefragung Kinderbetreuung und Pflege – attraktive Berufe? PowerPoint-Präsentation, 2021.

[78] Bundesministerium für Familie, Senioren, Frauen und Jugend (Hg.): Systemrelevant! Fachkräfte in der Pflege, 2. Auflage, Rostock, 2020, S. 5.

[79] Bundesagentur für Arbeit (Hg.): Arbeitsmarktsituation im Pflegebereich, 2021, S. 9.

[80] Pflegehilfswerk e. V. (Seitenverantwortung): Abbruchquote in Pflegeausbildungen überdurchschnittlich hoch, 2020, unter: https://www.pflegenot-deutschland.de/ct/pflegeausbildung-abbruchquote/ [zuletzt abgerufen am 30.06.2021].

Hochrechnungen, die diverse Faktoren wie die bereits benannte demografische Entwicklung oder die gestiegene Lebenserwartung berücksichtigen, gehen davon aus, dass bis 2030, je nach Szenario, eine Versorgungslücke von ca. 250 000 und 500 000 Pflegepersonen entstehen könnte.[81] Es wird daher davon ausgegangen, dass der Bedarf künftig nur mit größten Anstrengungen gedeckt werden kann. Die Einführung der neuen Pflegeausbildung ist dabei eine von mehreren Maßnahmen, um dieser Entwicklung aktiv entgegenzuwirken.[82]

Insgesamt präsentieren sich sowohl das Thema Ausbildung als auch das gesamte Feld der Pflege selbst als eines, das auch künftig vor großen Herausforderungen stehen wird.

---

[81] Rothgang, Heinz/Müller, Rolf/Unger, Rainer: Themenreport Pflege 2030 – Was ist zu erwarten? Was ist zu tun? Bertelsmann Stiftung, 2020, S. 52 ff.

[82] Eine andere wäre beispielsweise die aktive Anwerbung von ausländischen Fachkräften. Es existieren hierfür konkrete Abkommen mit Vietnam, China, Mexiko, dem Kosovo und Brasilien. Auch in Serbien, Tunesien, Bosnien-Herzegowina oder den Philippinen ist man aktiv tätig. Eine nähere Analyse bei: Braeseke, Grit/Lingott, Nina/Pörschmann-Schreiber, Ulrike/Rieckhoff, Sandra: Kriterien zur Analyse von Drittstaaten zur Gewinnung von Auszubildenden für die Pflege. Berlin: IGES Institut GmbH, 2020.

3.1   Kurze Historie der deutschen Pflegeausbildung

Die Pflege hat in Deutschland eine lange Historie. Da über die vorchristliche Zeit wenig bekannt ist, ist die berufliche Fürsorge historisch betrachtet eng mit dem christlichen Glauben verbunden. Zwar verändert sich im Laufe der Jahrhunderte die Organisationsform von der ursprünglichen Klosterpflege zur Hospital- und Ordenspflege, allerdings wurden Religion und Tätigkeit als untrennbare Einheiten verstanden sowie das Motiv der christlichen Nächstenliebe in den Vordergrund gerückt.[83] Zudem gab es lange Zeit noch keine Trennung zwischen den Bereichen der Medizin und der Pflege. Spezifizierte allgemeine Ausbildungen im heutigen systematischen Sinn existierten nicht.[84]

Die Ursprünge der professionellen und beruflichen Krankenpfleger-Ausbildung in Deutschland fußten daher in der Regel auf Initiativen von Einzelpersonen. So gründete der Mediziner Franz Anton May (1742–1814) 1781 eine Krankenanwärter-Schule, die eine dreimonatige Ausbildung anbot. 1836

---

[83] Georg Thieme Verlag (Hg.): I care – Pflege, 2. Auflage, Leipzig: Thieme Verlag, 2020, S. 20

[84] Lauster, Martina et al. (Hg.): Pflege Heute, 6. Auflage, München: Urban & Fischer Verlag, 2014, S. 20.

eröffnete die Kaiserswerther Diakonie, die bereits eine Unterteilung in Theorie und Praxis kannte.[85] Im weiteren Verlauf des 19. Jahrhunderts machte sich Florence Nightingale (1820–1910) in England daran, der Pflegeausbildung einen wissenschaftlichen und theoretischen Rahmen zu geben – die Nightingale School of Nursing eröffnete 1860[86] –, der auch außerhalb ihres Heimatlandes Beachtung fand und als Begründung der modernen Krankenpflege gilt.[87]

Trotz der zahlreichen Umbrüche des 19. Jahrhunderts blieben die Lösungen für die Krankenausbildungen aber lange Zeit individuell, d. h., einheitliche gesetzliche Regelungen, Standards oder Berufsschutz gab es nicht, obwohl die Anzahl der Hospitäler sich nach Einführung der Sozialversicherung durch die Regierung Bismarck 1883 verdoppelte und der steigende Personalbedarf teilweise zu Spannungen zwischen Ordens- und freiberuflichem Pflegepersonal („wilde Schwestern") führte. Aus diesen heraus entsteht der erste Berufsverband Deutschlands, der spätere Deutsche Berufsverband für Pflegeberufe

---

[85] Lauster, Martina et al. (Hg.): Pflege Heute, 6. Auflage, München: Urban & Fischer Verlag, 2014, S. 21.

[86] Georg Thieme Verlag (Hg.): I care – Pflege, 2. Auflage, Leipzig: Thieme Verlag, 2020, S. 21.

[87] Lauster, Martina et al. (Hg.): Pflege Heute, 6. Auflage, München: Urban & Fischer Verlag, 2014, S. 21.

(DBfK), der eine dreijährige Ausbildung für die Tätigkeit und ein politisches Eingreifen fordert.[88]

Dies geschah mit der Einführung der „Vorschriften über die staatliche Prüfung von Krankenpflegepersonen" im Jahr 1906 durch das Königreich Preußen. Erstmals wurde Grundsätzliches für den Pflegeberuf geregelt. Hierzu gehörten auch die Ausbildungszeit, die Anerkennung als ordentlicher Beruf oder die Prüfungspflicht zur Zulassung.[89]

In den folgenden Jahren wurden die gesetzlichen Grundlagen mehrfach geändert und angepasst und erste Tarifverträge entstehen.[90]

In der Zeit des Nationalsozialismus wird, nach einer Übergangsphase, in der noch die Regelungen der Weimarer Republik federführend blieben, auch die Pflege gleichgeschaltet. Zu diesem Zweck legte die NS-Regierung daher das „Gesetz zur Ordnung der Krankenpflege" im Jahr 1938 auf. Dieses regelte beispielsweise die Einrichtung von Krankenpflegeschule für

---

[88] Georg Thieme Verlag (Hg.): I care – Pflege, 2. Auflage, Leipzig: Thieme Verlag, 2020, S. 22.

[89] Lauster, Martina et al. (Hg.): Pflege Heute, 6. Auflage, München: Urban & Fischer Verlag, 2014, S. 22.

[90] Georg Thieme Verlag (Hg.): I care – Pflege, 2. Auflage, Leipzig: Thieme Verlag, 2020, S. 22.

öffentliche Krankenanstalten, passte den Beruf aber auch weltanschaulich an die NS-Ideologie an. Er ist nun, wie fast jede Tätigkeit im Dritten Reich, politisch. 1942 wurde die Ausbildungszeit final auf zwei Jahre festgelegt.[91]

Während die Pflege in der DDR staatlich gelenkt wird und hohes Ansehen genießt, gab es in der BRD mehrere Reformen wie 1965 die Verlängerung der Ausbildungszeit auf drei Jahre, die Einführung und Abspaltung der Ausbildung zum Altenpfleger 1969 („Altenpflegergesetz") oder eine umfangreiche Präzisierung der Ausbildungsinhalte 1985.[92]

Nach der Wiedervereinigung entstehen auch erste ergänzende Studiengänge im Pflegebereich. 2004 wurde das Krankenpflegegesetz schließlich neu formuliert bzw. reformiert. Die Berufsbezeichnung war fortan Gesundheits- und Krankenpfleger bzw. Gesundheits- und Kinderkrankenpfleger.[93]

Am 01.01.2020 wurde eine erneute Umbenennung in Pflegefachfrau bzw. Pflegefachmann für Ausbildungen, die ab dem

---

[91] Lauster, Martina et al. (Hg.): Pflege Heute, 6. Auflage, München: Urban & Fischer Verlag, 2014, S. 22.

[92] Lauster, Martina et al. (Hg.): Pflege Heute, 6. Auflage, München: Urban & Fischer Verlag, 2014, S. 22.

[93] Georg Thieme Verlag (Hg.): I care – Pflege, 2. Auflage, Leipzig: Thieme Verlag, 2020, S. 22.

Jahr 2020 beginnen, novelliert. Die Ausbildung ist nun „generalistisch", d. h., nach zwei gemeinsamen Jahren soll im dritten eine Spezialisierung auf die Felder Pflegefachmann/-frau, Gesundheits- und Kinderkrankenpfleger oder Altenpfleger erfolgen. Das Altenpflege- und das Krankenpflegegesetz wurden daher zum 31.12.2019 außer Kraft gesetzt. Die vorherige Ausbildungsform von 2004 läuft demnach in den kommenden Jahren aus und existiert nur noch übergangsweise. Die Möglichkeiten, Ausbildung und Studium zu kombinieren, wurden zudem durch die Schaffung eines primärqualifizierenden Studiums erweitert.[94]

3.2 Ausbildung zum/zur Pflegefachmann/-frau

Die neue Pflegeausbildung in Deutschland ist im Gesetz über die Pflegeberufe (Pflegeberufegesetz – PflBG) geregelt.[95] Laut diesem umfasst die Pflege *„präventive, kurative, rehabilitative,*

---

[94] Georg Thieme Verlag (Hg.): I care – Pflege, 2. Auflage, Leipzig: Thieme Verlag, 2020, S. 22.

[95] Die momentan auslaufenden Ausbildungen sind dagegen im Krankenpflegegesetz (KrPflG) bzw. Altenpflegegesetz (AltPflG) geregelt. Hinzu kommt, ergänzend für das Examen, die Ausbildungs- und Prüfungsverordnung für die Krankenpflege (KrPflAprV) und Altenpflege (AltPflAPrV). Vgl. Mürber, Manfred et al.: Berufs-, Gesetzes- und Staatsbürgerkunde – Kurzlehrbuch für Pflegeberufe, 12. Auflage, München. Urban & Fischer, 2016, S. 45 ff.

palliative und sozialpflegerische Maßnahmen zur Erhaltung, Förderung, Wiedererlangung oder Verbesserung der physischen und psychischen Situation der zu pflegenden Menschen, ihre Beratung sowie ihre Begleitung in allen Lebensphasen und die Begleitung Sterbender".[96]

Um diese qualitativen Ziele erreichen zu können, verlangt der Gesetzgeber von der Ausbildung die Vermittlung und Befähigung *„für die selbstständige, umfassende und prozessorientierte Pflege von Menschen aller Altersstufen in akut und dauerhaft stationären sowie ambulanten Pflegesituationen erforderlichen fachlichen und personalen Kompetenzen einschließlich der zugrunde liegenden methodischen, sozialen, interkulturellen und kommunikativen Kompetenzen und der zugrunde liegenden Lernkompetenzen sowie der Fähigkeit zum Wissenstransfer und zur Selbstreflexion".*[97]

Grundlage der Ausbildung ist ein Vertrag, in dem Angaben zur Berufsbezeichnung, zum Vertiefungseinsatz, zum Beginn und der Dauer, zur jeweils gültigen Ausbildungs- und Prüfungsverordnung, zum Ausbildungsplan, der Verpflichtung zum Besuch

---

[96] Vgl. Teil 1, Allgemeiner Teil, Abschnitt 1, § 5 Abs. 2 PflBG.
[97] Vgl. Teil 1, Allgemeiner Teil, Abschnitt 1, § 5 Abs. 1 PflBG.

der Pflegeschule, zur Dauer der regelmäßigen täglichen oder wöchentlichen Ausbildungszeit, zur Dauer der Probezeit, Angaben rund um die Ausbildungsvergütung, den Urlaubsanspruch, Kündigungsvoraussetzungen sowie ein Hinweis auf die den Vertrag betreffenden tariflichen Bestimmungen, Betriebs- oder Dienstvereinbarungen enthalten sein müssen.[98]

Die Ausbildungsdauer beträgt drei in Voll- bzw. maximal fünf Jahre in Teilzeit und endet grundsätzlich mit dem Ablauf der vereinbarten Dauer.[99] Der Aufbau gestaltet sich so, dass im letzten Ausbildungsdrittel eine Spezialisierung (Pflegefachmann/-frau, Gesundheits- und Kinderkrankenpfleger oder Altenpfleger) erfolgt.[100] Die theoretischen und praktischen Inhalte ergeben sich aus den Rahmenlehrplänen der Fachkommission nach § 53 PflBG.[101] Der Unterricht wird an staatlichen, staatlich genehmigten oder staatlich anerkannten Pflegeschulen

---

[98] Vgl. Teil 1, Allgemeiner Teil, Abschnitt 2, § 16 PflBG.

[99] Vgl. Teil 1, Allgemeiner Teil, Abschnitt 1, § 6 Abs. 1 PflBG.

[100] Vgl. Teil 5, Besondere Vorschriften, § 59 PflBG.

[101] Bundesinstitut für Berufsbildung (Hg.): Rahmenpläne der Fachkommission nach § 53 PflBG – Rahmenlehrpläne für den theoretischen und praktischen Unterricht – Rahmenausbildungspläne für die praktische Ausbildung, 2. Auflage, Leverkusen: Verlag Barbara Budrich, 2020.

durchgeführt.[102] Die Pflichteinsätze der Ausbildung finden an geeigneten Einrichtungen gem. Abschnitt 1, § 7 PflBG statt:

- Stationäre Einrichtungen der Akut- und Langzeitpflege wie Krankenhäuser
- Stationäre Pflegeeinrichtungen
- Ambulante Pflegeeinrichtungen[103]
- Spezielle Einrichtungen, soweit eine Eignung besteht, wie z. B. in der Kinder- und Jugendpsychiatrie[104]

Analog sind die Vertiefungseinsätze im letzten Ausbildungsjahr zu behandeln.[105]

Die neu eingeführte hochschulische Ausbildung erweitert die Ausbildungsinhalte um eine wissenschaftliche Vertiefung, die eine erweiterte Befähigung zur Steuerung, Problemerkennung und Lösungsentwicklung für das Berufsfeld auf Basis des aktuellen Forschungs- und Wissensstands ermöglichen soll.[106]

---

[102] Vgl. Teil 1, Allgemeiner Teil, Abschnitt 1, § 6 Abs. 2 PflBG.

[103] Vgl. Teil 1, Allgemeiner Teil, Abschnitt 1, § 7 Abs. 1, 1–3 PflBG.

[104] Vgl. Teil 1, Allgemeiner Teil, Abschnitt 1, § 7 Abs. 2 PflBG.

[105] Vgl. Teil 1, Allgemeiner Teil, Abschnitt 1, § 7 Abs. 4 PflBG.

[106] Vgl. Teil 3, Hochschulische Pflegeausbildung, PflBG.

Ergänzend sei erwähnt, dass auch die Helfertätigkeit im Berufs-bild des Pflegefachhelfers, einer einjährigen Ausbildung, ge-bündelt wurde.

Anzumerken wäre an dieser Stelle erneut, dass die neuen Aus-bildungsformen erst im Jahr 2020 eingeführt wurden und es da-her denklogisch noch keine praktischen Erfahrungswerte zu präferierten Vertiefungen oder Abläufen geben kann. Für vor-her begonnene und noch nicht beendete Ausbildungen gelten die spätestens 2023 auslaufenden Altregelungen von 2004.[107]

3.3 Reizrahmen der Auszubildenden in der Pflege

Die demografische Entwicklung, Fachkräftemangel, Reformen, hohe Abbruchquoten – zweifellos steht der Bereich der Pflege vor mannigfaltigen Herausforderungen, die jede für sich eine eigenständige Betrachtung fordern. Diese Arbeit beschäftigt sich aber nur mit einem Element: dem Einfluss des kollektiven Individualismus auf den Auszubildenden. Um diesen in einem Folgekapitel deutlich herausstellen zu können, soll dieses Ka-pitel mit der historischen Veränderung des Reizrahmens,

---

[107] Vgl. Kapitel 3.1.

beginnend in der Nachkriegszeit, abgeschlossen werden. Mittelpunkt wird auch hier Deutschland, bis 1990 der westliche Teil, sein. Grundsätzlich sei erneut darauf verwiesen, dass dieser Reizrahmen, der mittlerweile in der modernen Reizgesellschaft gemündet ist und einen wichtigen Bestandteil des kollektiven Individualismus bildet, alle grundlegenden, sich gegenseitig beeinflussenden Analyseebenen der Psychologie tangiert:[108]

- Biologische Einflüsse
- Soziokulturelle Einflüsse
- Psychologische Einflüsse

Dabei ist das Forschungsfeld vielfach noch ein unbestelltes und bietet zahlreiche Ansätze zur näheren Betrachtung in unzähligen Fachwissenschaften mit beinahe unbegrenzten Problemstellungen.

Die konkrete Historie des Reizrahmens setzt primär auf die sich verändernden Umfeld-Stimuli, die in der Wirtschaft, Politik und auch im Unterhaltungssektor identifiziert werden. Die Betrachtung ist damit interdisziplinär und ordnet sich der zentralen Fragestellung unter: Welchem Reizrahmen waren Auszubildende

---

[108] Myers, David: Psychologie, 3. Auflage, Berlin: Springer, 2014, S. 8 ff.

in der Pflege ausgesetzt und wie entwickelte sich dieser aus welchen Gründen?

3.3.1 Die 50er-Jahre

Die 50er-Jahre waren in Westdeutschland noch von den Verwerfungen des Zweiten Weltkrieges geprägt. Der Wiederaufbau stand im Vordergrund und das galt auch für den Reizrahmen, denn dieser wurde zuvor, wie das gesamte gesellschaftliche, politische und soziale Leben, der nationalsozialistischen Ideologie unterworfen und von ihr nachhaltig geprägt. Stimuli zur Beeinflussung stammten, wie es auch später in Ostdeutschland sein sollte, von staatlichen Stellen. Diese spielen nun eine untergeordnete Rolle.

Die Reize stammten daher überwiegend aus der Wirtschaft, denn in der Politik war eine gewisse Zurückhaltung gefragt. Da eine hohe Nachfrage nach Gütern aller Art bestand, war kein großer Aufwand bei der Kommunikation mit den Konsumenten notwendig.[109] Es handelte sich um einen klassischen Verkäufermarkt.[110]

Die künstlichen Stimuli aus der Wirtschaft waren daher wenig individuell und möglichst breit angelegt. Es zählten die Qualitätserwartung, die Bekanntheit, die Preisgleichheit und die allgemeine Präsenz in möglichst vielen Verkaufsstellen. Diese Punkte wurden in der Werbung herausgestellt und waren die Grundlagen des Absatzerfolges.[111] Hierfür dienten Anzeigenblätter, Zeitungen, Werbung am Point of Sale oder das Radio. Das Fernsehen hatte dagegen noch keinen hohen Verbreitungsgrad erreicht. Die Reize, die lediglich der Unterhaltung dienen sollen, spielen noch eine untergeordnete Rolle.

Der Reizrahmen ist primär funktional, überschaubar und das Individuum kann sich diesem jederzeit entziehen.

---

[109] Herteux, Andreas: Grundlagen gesellschaftlicher Entwicklungen im 21. Jahrhundert: Neue Erklärungsansätze zum Verständnis eines komplexen Zeitalters, 4. Auflage, Karbach: Erich von Werner Verlag, 2020, S. 146 f.

[110] Meffert, Heribert et al. (Hg.): Markenmanagement – Identitätsorientierte Markenführung und praktische Umsetzung, 2. Auflage, Wiesbaden: Gabler, 2005, S. 20.

[111] Meffert, Heribert et al. (Hg.): Markenmanagement – Identitätsorientierte Markenführung und praktische Umsetzung, 2. Auflage, Wiesbaden: Gabler, 2005, S. 21 ff.

3.3.2 Die 60er-Jahre

Die Wirtschaftswunderzeit setzt sich auch in einem großen Teil der 60er-Jahre fort und noch immer existieren ein Nachfragesog sowie ein klassischer Verkäufermarkt.[112] Da sich allerdings die Konkurrenzsituation verschärft, müssen Produkte nun aktiver beworben werden und sich differenzieren, um sie von denen der Rivalen abzugrenzen. Die Markentechnik wird wichtiger, d. h. Kriterien wie Name, Verpackung, Design oder die Farben eines Produktes. Diese wurden aber immer noch im alten funktionalen Stil präsentiert,[113] der auch deswegen erfolgreich ist, weil die Gesellschaft relativ homogene Strukturen aufweist und von der Sozialforschung lediglich in vier Milieus unterteilt wird, die so auch schon in den 50ern Bestand hatten:[114]

- Das konservativ-protestantische Milieu
- Das liberal-protestantische Milieu

---

[112] Meffert, Heribert et al. (Hg.): Markenmanagement – Identitätsorientierte Markenführung und praktische Umsetzung, 2. Auflage, Wiesbaden: Gabler, 2005, S. 20.

[113] Meffert, Heribert et al. (Hg.): Markenmanagement – Identitätsorientierte Markenführung und praktische Umsetzung, 2. Auflage, Wiesbaden: Gabler, 2005, S. 23 f.

[114] Lepsius, Rainer: Parteiensystem und Sozialstruktur. Zum Problem der Demokratisierung der deutschen Gesellschaft, in: Ders. Demokratie in Deutschland. Soziologisch-historische Konstellationsanalysen. Ausgewählte Aufsätze, Göttingen: Vandenhoeck & Ruprecht, 1993, S. 38 ff.

- Das sozial-demokratische Milieu
- Das katholische Milieu

Oder einfach ausgedrückt: Die Kunden waren sich in ihrem Lebensstil, ihren Werten, Normen und Ansichten noch relativ ähnlich. Es war daher eine Zeit der Vertriebsoptimierung, bei der das Fernsehen, neben anderen Medien, eine immer wichtigere Rolle spielte. Sowohl im Bereich der Unterhaltung als auch in dem des Verkaufs.

Das politische Marketing gewinnt, letztendlich auch durch die Vorboten des Kalten Krieges, ebenfalls wieder an Bedeutung, wobei ähnliche Methoden wie in der Ökonomie angewandt werden. Im Laufe des Jahrzehntes gelingt es dem politischen Establishment allerdings nicht mehr, die Nachfrage nach politischen Gütern vollständig zu decken, und neue Anbieter entstehen, wenngleich oft erst einmal außerparlamentarisch und noch nicht organisiert.[115]

---

[115] Herteux, Andreas: Grundlagen gesellschaftlicher Entwicklungen im 21. Jahrhundert: Neue Erklärungsansätze zum Verständnis eines komplexen Zeitalters, 4. Auflage, Karbach: Erich von Werner Verlag, 2020, S. 147 f.

Für das Individuum verschiebt sich der Reizrahmen leicht, allerdings dominieren die Reize noch nicht den Alltag und dringen auch nur überschaubar in die Intimsphäre ein.

3.3.3 Die 70er-Jahre

In den 70er-Jahren lösen sich die bisherigen Milieus langsam auf. Individualistische Tendenzen werden wichtiger, wenngleich sie noch nicht allgemein verbreitet sind. Parallel dazu wandelt sich der Verkäufer zu einem Käufermarkt und eine Abkühlung des Wirtschaftswachstums, das sich Ende der 60er-Jahre ankündigt, tritt immer deutlicher zutage.[116]

Nach vielen Jahren der hohen Nachfrage nach Gütern aller Art tritt eine Sättigungsphase ein, die es notwendig macht, sich am Markt bzw. an den Bedürfnissen der Kunden zu orientieren. Was wollen und brauchen sie? Die Reize müssen zielgerichteter gesetzt werden, um ihre Wirkung zu entfalten.[117]

---

[116] Meffert, Heribert et al. (Hg.): Markenmanagement – Identitätorientierte Markenführung und praktische Umsetzung, 2. Auflage, Wiesbaden: Gabler, 2005, S. 24 f.

[117] Meffert, Heribert et al. (Hg.): Markenmanagement – Identitätsorientierte Markenführung und praktische Umsetzung, 2. Auflage, Wiesbaden: Gabler, 2005, S. 25.

Auch auf dem politischen Feld sind die etablierten Spieler zur Anpassung an die Nachfrageseite gezwungen und dort, wo das nicht gelingen will, entstehen neue, oft außerparlamentarische Oppositionsbewegungen als Anbieter politischer Güter, bei denen es nur eine Frage der Zeit ist, bis sie sich parteitechnisch organisieren werden.[118] Das inzwischen fest etablierte Fernsehen spielt hier, wie auch in der Unterhaltung, eine herausragende Rolle.

Die Reizsetzung intensiviert sich massiv, wird zielgerichtet und die Kritik daran stetig lauter.

3.3.4 Die 80er-Jahre

Die Märkte sind gesättigt und hart umkämpft. Es gilt, den Konkurrenten zu übertrumpfen und Alleinstellungsmerkmale zu präsentieren. Themen wie Image, PR, Qualitätsvermutungen und Markenführungen werden für Unternehmen und Kunden immer wichtiger.[119] Der Unterhaltungsmarkt reagiert ähnlich, wird bunter, vielfältiger und individueller – wie auch die

---

[118] Herteux, Andreas: Grundlagen gesellschaftlicher Entwicklungen im 21. Jahrhundert: Neue Erklärungsansätze zum Verständnis eines komplexen Zeitalters, 4. Auflage, Karbach: Erich von Werner Verlag, 2020, S. 148 f.

[119] Meffert, Heribert et al. (Hg.): Markenmanagement – Identitätsorientierte Markenführung und praktische Umsetzung, 2. Auflage, Wiesbaden: Gabler, 2005, S. 25.

Menschen selbst. Die Sozialforschung identifiziert zudem eine neue Struktur der Gesellschaft, die nach sozialer Stellung und Grundorientierung unterteilt wird:[120]

- Konservativ gehobenes Milieu
- Kleinbürgerliches Milieu
- Traditionelles Arbeitermilieu
- Traditionsloses Arbeitermilieu
- Aufstiegsorientiertes Milieu
- Technokratisch-liberales Milieu
- Hedonistisches Milieu
- Alternative Milieus

Jede Segmentation der einzelnen Lebenswirklichkeiten möchte für sich angesprochen werden.

Zeitgleich ist auch im politischen Marketing ein Umdenken erkennbar. Es gibt nun mehr Mitbewerber, die Markenkerne

---

[120] Barth, Bertram et al. (Hg.): Praxis der Sinus-Milieus – Gegenwart und Zukunft eines modernen Gesellschafts- und Zukunftsmodells, 1. Auflage, Wiesbaden: Springer VS, 2018, S. 7.

müssen hinterfragt werden, und um geeignete Strategien zu entwickeln, orientiert man sich am Vorgehen der Wirtschaft.[121]

Künstliche Stimuli sind in den 80er-Jahren allgegenwärtig und schlicht Teil des Alltags. Inzwischen gibt es auch eine Nachkriegsgeneration, die diesen weitaus weniger kritisch gegenübersteht als jene Personen, die noch die nationalsozialistische Propaganda erlebt haben. Zwar ist Kritik an dieser Konsumgesellschaft inzwischen Allgemeingut und doch ist diese fest etabliert. Der Reizrahmen ist inzwischen ein völlig anderer als noch Jahre zuvor.

3.3.5 Die 90er-Jahre

Die Gesellschaft, die durch die Wiedervereinigung noch erweitert wird, ist vielfältig und daher muss sich auch das Marketing an den sich weiter wandelnden sozialen Milieus orientieren. Selbstverwirklichung und Individualismus erreichen einen ersten Höhepunkt. Die Menschen wollen unterhalten und fasziniert werden.

---

[121] Herteux, Andreas: Grundlagen gesellschaftlicher Entwicklungen im 21. Jahrhundert: Neue Erklärungsansätze zum Verständnis eines komplexen Zeitalters, 4. Auflage, Karbach: Erich von Werner Verlag, 2020, S. 151 f.

Die Marktsituation gestaltet sich dagegen schwieriger, da die Globalisierung eine immer aufwendigere Markenpositionierung notwendig macht. Produkte sollen nun fester Bestandteil der Lebenswirklichkeit des Kunden werden oder aber eine vonseiten des Konsumenten angestrebte Realität anbieten. Das Markenimage überstrahlt häufig das eigentliche Produkt – sei es die politische Botschaft oder nur der neue Turnschuh.[122] Das gilt sowohl für die Politik als auch für die Wirtschaft. Die Versuche, die eigene Marke klar auszurichten, Milieumodelle und starke Segmentierungen sind die wichtigsten Grundlagen der Verkaufsförderung.[123]

Noch dominieren die etablierten Medien und ihre Reizwirkung wird mit modernsten Reiz-Beeinflussungstechniken (z. B. Framing, Priming) auch maximal ausgeschöpft und ausgereizt.[124]

---

[122] Meffert, Heribert et al. (Hg.): Markenmanagement – Identitätsorientierte Markenführung und praktische Umsetzung, 2. Auflage, Wiesbaden: Gabler, 2005, S. 27 ff.

[123] Für die Politik sei auf folgende Arbeit des Autors dieser Schrift verwiesen, die sich mit der Markenführung einer politischen Partei, der Freien Demokratischen Partei, beschäftigt und die Veränderungen und den Versuch des Ausbaus der Marke FDP beschreibt und analysiert:

Herteux, Andreas: Identitätsorientierte Führung einer politischen Marke – In der Theorie und am praktischen Beispiel der Freien Demokratischen Partei (FDP), 1. Auflage, Riga: AV Akademiker Verlag, 2013, S. 34 ff.

[124] Die beiden grundlegenden Ausarbeitungen zum Thema Framing stammen aus den frühen 80er-Jahren von Goffmann sowie Tversky/Kahnemann. Iyengar (1991) und Entmann (1993) öffneten final das Tor in den Anwendungsbereich in

Es braucht immer schnellere und stärkere Stimuli, um aus der Masse hervorzustechen, und neue Möglichkeiten der Reizübertragung wie das Internet spielen noch eine untergeordnete Rolle.[125]

Das Wort „Reizüberflutung" ist allgegenwärtig und Untersuchungen bezüglich der Auswirkungen der Reize auf Heranwachsende finden, obwohl sie seit den 70ern durchgeführt werden, final ihren Weg in den Diskursen des Mainstreams.[126]

Der Trend, sich den Stimuli nicht mehr zu entziehen, ist aber bei vielen Milieus und Individuen unübersehbar, da sie von Kindesbeinen an daran gewöhnt sind. Der Reizrahmen der Konsumgesellschaft ist daher auf einem Höhepunkt.

3.3.6 Die 2000er-Jahre

Im Laufe des Jahrzehntes etablieren sich neue Kommunikationstechnologien im Lebensalltag der Menschen und verändern

---

Politik und Wirtschaft. Siehe hierzu: Matthes, Jörg: Framing, 1. Auflage, Baden-Baden: Nomos Verlagsgesellschaft, 2004, S. 24 ff.

[125] Herteux, Andreas: Grundlagen gesellschaftlicher Entwicklungen im 21. Jahrhundert: Neue Erklärungsansätze zum Verständnis eines komplexen Zeitalters, 4. Auflage, Karbach: Erich von Werner Verlag, 2020, S. 152 ff.

[126] Als Konsequenz wurde beispielsweise 1993 die Freiwillige Selbstkontrolle der Filmwirtschaft GmbH (FSK) gegründet, die die Altersfreigabe von Medien überprüft und deren Einstufungen im deutschen öffentlichen Raum bindend sind.

das Reizumfeld komplett.[127] Das Internet spielt eine immer größere Rolle und spätestens ab 2007 ist ein Durchbruch der Smartphones eingeleitet.[128] Es deutet sich an, dass verschiedene Medienformen künftig verschmelzen könnten.[129]

Träger dieser Entwicklung sind Technologiekonzerne, die entweder erst in den 90ern oder in der ersten Hälfte der 2000er gegründet werden, aber ein rasantes Wachstum erleben. Darunter heute so vertraut klingende Namen wie Google (1998), Tencent (1998), Alibaba (1999), Baidu (2000), Facebook (2004) oder Youtube (2005).[130] Der unaufhaltsame Aufstieg des Verhaltenskapitalismus beginnt und die Welt dynamisiert sich. Ob dieser Aufstieg nun in wissenschaftlichen

---

[127] Herteux, Andreas: Grundlagen gesellschaftlicher Entwicklungen im 21. Jahrhundert: Neue Erklärungsansätze zum Verständnis eines komplexen Zeitalters, 4. Auflage, Karbach: Erich von Werner Verlag, 2020, S. 154 ff.

[128] 2007 wurde das iPhone eingeführt.

[129] Typische Beispiele wären Streaming-Portale wie Netflix, die vorher getrennte Sphären wie Fernsehen, Internet und Computer vereinen und zusammenfließen lassen. Netflix wurde zwar bereits 1997 gegründet, bietet aber erst ab 2007 auch Streams an.

[130] Youtube ist seit 2006 eine Tochtergesellschaft der Google LLC. Ein weiterer wichtiger Spieler in der westlichen Welt wäre z. B. Apple. Ursprünglich schon 1976 gegründet, wurde die Basis des heutigen Erfolges allerdings erst 2001 (iPod) bzw. 2007 (iPhone) gelegt. Auch Amazon (1994) könnte hier aufgeführt werden. Die nicht abschließende Liste zeigt, dass relativ junge Unternehmen ein schnelles Wachstum aufweisen konnten.

Untersuchungen als konkreter Plan einiger weniger dargestellt wird[131] oder aber von einer strukturellen Zwangsläufigkeit ausgegangen werden muss,[132] ist letztendlich ohne Belang.[133]

Etablierte, oft lineare Medien verlieren daher bereits Ende der 2000er Teile ihres Einflusses, bleiben aber noch der wichtigste Faktor der Beeinflussung. Es zeigt sich aber, dass die digitale Welt die Möglichkeiten der Kommunikation vielfach erweitert und völlig neue Handlungsfelder eröffnet. Die Wirtschaft erkennt das Potenzial schnell und versucht es zu adaptieren und voranzutreiben. Wem dies nicht möglich ist, der verschwindet vom Markt.

Die Politik in Deutschland kann mit den neuen Onlineformaten nur teilweise umgehen, ist noch am *„Experimentieren"*, dabei das passende *„Know-how aufzubauen"*[134], verkennt teilweise

---

[131] Zuboff, Shoshana: Das Zeitalter des Überwachungskapitalismus, 1. Auflage, Campus, 2018, S. 108 ff.

[132] Herteux, Andreas: Erste Grundlagen des Verhaltenskapitalismus – Eine Bestandsaufnahme einer neuen Form des Kapitalismus, 11. Auflage, Karbach: Erich von Werner Verlag, 2019, S. 58 ff.

[133] Anhand der jeweiligen Quellen ist es offensichtlich, welche Position der Autor dieser Schrift vertritt; für ihn ist der Überwachungskapitalismus eine logische Weiterentwicklung der dominierenden Wirtschaftsform und Übertragung kapitalistischer Prinzipien mithilfe neuer Technologien.

[134] März, Manuel/Rhein, Stefan (Hg.): Wahlkampf im Internet – Handbuch für politische Onlinewahlkämpfe, 2. Auflage, Berlin: LIT Verlag, 2009, S. 266.

die Auswirkung der Veränderungen, bleibt bei alten Milieumo-
dellen und setzt weiter auf die bewährten Medien, die noch immer eine Mehrheit der Bevölkerung erreichen, obwohl es unübersehbar ist, dass sich Mobiltelefone und das Internet in allen
Lebenswirklichkeiten durchsetzen.[135]

Künstlichen Stimuli wird nun die Möglichkeit eröffnet, bis in die
Intimsphäre einer möglichst großen Menge an Anwendern vorzudringen, ohne dabei als Fremdkörper wahrgenommen zu
werden. Im Gegensatz zu früheren Zeiten, als die Reize oft als
lästig betrachtet wurden, werden sie für immer mehr Milieus
zum wichtigen Teil des Lebens und aktiv, oft dialogisch, angefordert. Es ist daher ein rasantes Wachstum zu beobachten.[136]

Die moderne Reizgesellschaft etabliert sich Stück für Stück, die
Transformation zum Homo stimulus beginnt, und auch wenn
das Tor zu einer neuen Epoche noch nicht durchschritten ist,
so deutete sie sich doch bereits an.

---

[135] Interessanterweise verweist die Fachliteratur aus dieser Zeit in der Regel auf den
US-Online-Wahlkampf als Vorbild für Deutschland. Die Symbiose von Politik
und Wirtschaft wurde daher scheinbar durch die neuen Medien unterbrochen.
Beispiel: Plehwe, Kerstin: Mit Dialogmarketing zum Wahlerfolg, 1. Auflage,
Berlin: Helios Media, 2005, S. 5 ff.

[136] Herteux, Andreas: Erste Grundlagen des Verhaltenskapitalismus – Eine Bestandsaufnahme einer neuen Form des Kapitalismus, 11. Auflage, Erich von Werner Verlag, 2019, S. 13 ff.

3.3.7 Die 2010er-Jahre

Innerhalb weniger Jahre hat sich die Marktsituation vollkommen gewandelt. Die Technologieriesen machen den Verhaltenskapitalismus zur dominierenden Form des Kapitalismus im 21. Jahrhundert, forcieren die Einbettung des Individuums und nehmen selbst teilweise marktbeherrschende Stellungen ein. In der Regel sind es ihre Algorithmen, die auf Basis der Abschöpfung von Verhaltensdaten darüber entscheiden, was der Nutzer in der Onlinewelt zu sehen bekommt.[137]

Portalen, die mit kurzen und schnellen Reizen arbeiten, wie z. B. Instagram (Gründung 2010, ca. 1 Milliarde Nutzer im Monat),[138] Twitter (2006, 200 Millionen/täglich) oder TikTok (2016, 800 Millionen/Monat), gelingt es, in kürzester Zeit sehr hohe Wertsteigerungen und Nutzerzahlen zu generieren. Bereits im Jahr 2017 erfolgten innerhalb von nur einer Minute:[139]

- 3,8 Millionen Google-Suchanfragen,

---

[137] Herteux, Andreas: Grundlagen gesellschaftlicher Entwicklungen im 21. Jahrhundert: Neue Erklärungsansätze zum Verständnis eines komplexen Zeitalters, 4. Auflage, Karbach: Erich von Werner Verlag, 2020, S. 97 ff.

[138] Instagram gehört seit 2012 zu Facebook.

[139] Herteux, Andreas: Grundlagen gesellschaftlicher Entwicklungen im 21. Jahrhundert: Neue Erklärungsansätze zum Verständnis eines komplexen Zeitalters, 4. Auflage, Karbach: Erich von Werner Verlag, 2020, S. 98 ff.

- 47 000 Instagram-Foto-Uploads,
- 4,1 Millionen Youtube-Klicks,
- 530 000 Snapchat-Shares,
- 456 000 Tweets auf Twitter.

Die neuen Informationstechnologien sind daher selbstverständlicher Teil des Alltags und das erfordert für alle Marktteilnehmer neue Strategien. Ein dauerhaft erfolgreiches Wirtschaften oder Unterhalten ist ohne die neuen Kommunikationsformen nicht denkbar. Die Lebenswirklichkeiten erodieren, der Milieukampf nimmt zu, denn die neue Welt forciert den Individualismus. Die einst wichtigsten Medien verlieren immer mehr an Bedeutung und damit auch Teile der etablierten Politik, die zu lange an alten Ideen festgehalten hat.

Künstliche Reize sind für große Teile der Milieus nicht nur Normalität, sondern auch lebensbereichernde Erweiterung. Es ist gewollt, dass diese bis in die Intimsphäre vordringen können, denn sie befriedigen viele der individuellen Bedürfnisse des Menschen, formen ihn aber auch zum Homo stimulus um. Eine neue Ära hat begonnen: die des kollektiven Individualismus.

3.3.8 Zeitalter des kollektiven Individualismus

Die moderne Reizgesellschaft ist inzwischen fest im Alltag und der Lebenswirklichkeit der meisten Menschen und Milieus verankert. Die Methoden der Einbettung optimieren sich durch den Einsatz von Algorithmen sowie KI weiter und können zur Schaffung von individuellen Lebenswirklichkeiten führen, die durch ständige Reizdialoge dominiert werden. Da sich dabei Informationen, werbliche Vertriebsansätze und Unterhaltung immer mehr vermischen, macht eine wirkliche Unterscheidung kaum mehr Sinn. Die ständige Präsenz von künstlichen Reizen wird für viele Individuen zur Norm und gelegentlich verschieben sich auch Wirklichkeiten bzw. diese werden individueller.[140]

Dies belegen auch Studien, nach denen das Internet im Jahr 2021 in Deutschland im Schnitt 65,1 Stunden in der Woche benutzt wird. Bei den unter 40-Jährigen sind es 86 Stunden,[141] d. h., sie verbringen über 50 % der Wochenzeit online.[142] Die

---

[140] Herteux, Andreas: Grundlagen gesellschaftlicher Entwicklungen im 21. Jahrhundert: Neue Erklärungsansätze zum Verständnis eines komplexen Zeitalters, 4. Auflage, Karbach: Erich von Werner Verlag, 2020, S. 161 ff.

[141] Postbank (Hg.): Postbank Digital Studie 2021, (2020) unter: https://www.presseportal.de/pm/6586/4890689 [zuletzt abgerufen am 17.06.2021].

[142] Eine Woche hat 7 Tage, demnach 168 Stunden. Geht man davon aus, dass der durchschnittliche Körper auch Schlafphasen von ca. 7 Stunden im Schnitt braucht, wäre der Online-Anteil in den Wachphasen sogar bereits bei 72 %.

Tendenz ist dabei klar steigend. Das am häufigsten genutzte Medium ist dabei das Smartphone (79 %).[143]

Der Homo stimulus ist fest etabliert und Abhängigkeitsverhältnisse und Veränderungen des menschlichen Verhaltens aufgrund des sich wandelnden Reizrahmens werden mehr und mehr messbar sowie untersucht.[144]

Gesellschaftlich gesehen beschleunigt die Entwicklung den Zerfall. Würde dieser dynamische Vorgang nicht durch Milieukonflikte und -kämpfe gehemmt werden, so würde die Individualisierung noch schneller voranschreiten[145] und könnte zu Identifikationsdissonanzen führen.

Onlinesein sollte aber nicht mit Aktivität gleichgesetzt werden, denn oft dient es nur der Bereitschaft für z. B. den Nachrichtenempfang.

[143] Postbank (Hg.): Postbank Digital Studie 2021, (2020) unter: https://www.presseportal.de/pm/6586/4890689 [zuletzt abgerufen am 17.06.2021].

[144] Herteux, Andreas: Grundlagen gesellschaftlicher Entwicklungen im 21. Jahrhundert: Neue Erklärungsansätze zum Verständnis eines komplexen Zeitalters, 4. Auflage, Karbach: Erich von Werner Verlag, 2020, S. 135 ff.

[145] Einen Boom hat sie, laut Postbank Digital Studie 2021, beispielsweise auch durch die Kontaktbeschränkungen im Rahmen der Corona-Pandemie erhalten. Das zeigt, dass, sobald individualisierungshemmende Faktoren wie die gesellschaftliche oder milieubedingte Einbindung schwinden, der Trend rasant voranschreitet; vgl. Postbank (Hg.): Postbank Digital Studie 2021, (2020) unter: https://www.presseportal.de/pm/6586/4890689 [zuletzt abgerufen am 17.06.2021].

3.4 Zusammenfassung

Das zurückliegende Kapitel befasste sich intensiver, wenngleich auch auf das Ziel dieser Arbeit ausgerichtet, mit der Pflegeausbildung. Neben grundlegenden Informationen zur Pflege standen die Historie in Deutschland, die neue Ausbildungsform in diesem Bereich und der Reizrahmen, mit dem die aktuellen und künftigen Auszubildenden konfrontiert werden, im Mittelpunkt.

Die Daten verdeutlichten die Wichtigkeit und die Struktur des Bereiches, der allerdings langfristig mit einem immer größeren Fachkräftemangel konfrontiert werden wird. Die Geschichte der Pflege wiederum legte die Entwicklung von den Anfängen im Glauben bis zur neuesten Reform in jüngster Zeit dar. Diese generalistische Ausbildung zum Pflegefachmann bzw. zur Pflegefachfrau wurde schließlich genauer betrachtet. Für die Fragestellung dieser Arbeit spielt aber die Betrachtung des Reizrahmens die wichtigste Rolle, denn dieser ist es, der das Verhalten, aber auch die Selbstwahrnehmung sowie die Erwartungen ausdrücklich mitprägt und daher auch für die Ausbildung in der Pflege von immer größerer Relevanz sein wird.

Dieser Reizrahmen hat sich in den letzten Jahrzehnten nach dem Zweiten Weltkrieg verändert. Erst langsam und auf eine gewisse Art und Weise auch übersichtlich, dann immer schneller und dynamischer.

Heute leben wir in einem Zeitalter des kollektiven Individualismus, in dem das Individuum praktisch stetig von Reizen konditioniert, d. h. zu einem Verhalten animiert wird. Der Homo stimulus ist fest etabliert und am Ende muss sich die Frage stellen, ob dieser neue Mensch auf dieselbe Art und Weise ausgebildet werden kann wie frühere Generationen, oder aber ob es entsprechende Anpassungen an das Zeitalter des kollektiven Individualismus geben sollte.

Was sind die Auswirkungen dieser neuen Einflüsse? Dies wird in Kapitel 5 in den Mittelpunkt rücken. Vorab sollen aber die Pflegeschüler selbst zu Wort kommen, denn eine Stichprobe, abgerufen durch eine qualitative Erhebung mithilfe struktureller Interviews, könnte Hinweise auf die Wirksamkeit des beschriebenen Reizrahmens des kollektiven Individualismus geben.

4. Empirische Befragung der Auszubildenden in der Pflege

„Dem guten Frager ist schon halb geantwortet."

Friedrich Nietzsche

Das Zeitalter des kollektiven Individualismus ist nicht nur angebrochen, sondern nimmt massiven Einfluss auf einen großen
Teil der Individuen. Die ersten Kapitel dienten dazu, diese neue
Ära und deren Elemente vorzustellen und in den Kontext mit
der Pflegeausbildung zu setzen. Nun scheint es angebracht zu
sein, sich diesen Wirkungen, die bislang überwiegend hergelei-
tet, eingeordnet und strukturiert wurden, empirisch anzunähern
und sie weiter zu untermauern. Einflüsse auf den Menschen,
und das ist wenig überraschend, werden interdisziplinär vielfach erforscht, wenngleich auch nicht immer in einen größeren
Zusammenhang gesetzt, wie es die ersten Kapitel getan haben. Bevor jedoch die Fülle der Forschungsergebnisse in den
Mittelpunkt rücken wird,[146] soll eine eigene qualitative Befragung eines speziellen Teilnehmerkreises, es handelt sich

---

[146] Vgl. Kapitel 5.

ausschließlich um Auszubildende in der Krankenpflege, die 2021 kurz vor oder mitten in ihren Abschlussprüfungen stehen, vorgestellt werden, die speziell auf die Forschungsfrage ausgerichtet ist. Diese Stichprobe, ihre Methodik, Vorgehensweise, Datenerhebung, Auswertung, Ergebnisse und deren erste Einordnung werden daher das Zentrum dieses Kapitels bilden.

4.1 Methodik und Vorgehensweise

Grundsätzlich lässt sich in der empirischen Forschung zwischen quantitativen und qualitativen Ansätzen unterscheiden.[147] Da die Stichprobe ergänzender und vertiefender Natur ist, wurde ein quantitativer Ansatz gewählt.

Als Erhebungsmethode diente eine einmalige strukturelle Befragung, d. h., es wurde ein einheitlicher Fragebogen ausgearbeitet, vorgestellt und von den Auszubildenden bearbeitet.[148]

Dieser besteht aus 17 Fragen, davon 3 Matrix- und 14 Einfach- sowie Mehrfachauswahl-Elementen. Die Befragung beginnt mit

---

[147] Grundwald, Guido/Hempelmann, Bernd: Angewandte Marktforschung – eine praxisorientierte Einführung, München: Oldenbourg Verlag, 2012, S. 4 ff.

[148] Grundwald, Guido/Hempelmann, Bernd: Angewandte Marktforschung – eine praxisorientierte Einführung, München: Oldenbourg Verlag, 2012, S. 46 ff.

drei Abfragen zu demografischen Merkmalen zwecks Prüfung der relativen Repräsentativität der Einzelpersonen in der Grundgesamtheit aller Auszubildenden. Anschließend folgen sechs Nachfragen über das allgemeine und spezielle Medienverhalten mit Blick auf die Triebfedern des kollektiven Individualismus. Es folgen fünf Fragen zur qualitativen Einschätzung der eigenen Ausbildung und des Berufsbildes. Zwei weitere Elemente beschäftigen sich mit den Arbeitsweisen der Auszubildenden während der Ausbildung und abschließend werden verschiedene Verbesserungsvorschläge von den Probanden eingeschätzt. Die Fragen wurden dabei so gestaltet, dass sie intuitiv die Lebenswirklichkeit der Befragten tangieren.[149] Die Antwortmöglichkeiten wurden jeweils vorgegeben und die Anonymität gewährleistet.[150]

---

[149] Vgl. Anhang 1; Fragebogen im Original.
[150] Vgl. Anhang 1; Fragebogen im Original.

4.2 Datenerhebung und Auswertung

Die Befragung selbst erfolgte online mithilfe des Befragungs-tools 2ask, eines professionellen Bau- und Auswertungswerk-zeugs für die Marktforschung.[151]

Die Daten wurden über einen Link gesammelt, der wiederum nur Individuen zur Verfügung gestellt wurde, die im letzten Jahr der Ausbildung stehen und entweder einen Teil der Abschluss-prüfung bereits absolviert hatten[152] oder innerhalb der nächs-ten Monate absolvieren werden.[153] Für die Distribution stellte sich eine Auszubildende zur Gesundheits- und Krankheitspfle-gerin mit entsprechendem Netzwerk zur Verfügung. Diese nutzte als Verteilungskanal lebenswirklichkeitsnahe Medien wie WhatsApp oder Facebook. Die Befragung konnte daher in

---

[151] Siehe hier auch die Homepage des Anbieters: https://www.2ask.de/ [zuletzt ab-gerufen am 25.07.2021].

[152] Die befragten Auszubildenden aus Bayern wurden ab dem 16.07.2021 befragt. Zu diesem Zeitpunkt hatten sie bereits die komplette schriftliche Prüfung (12–15.07.2021), die aus drei Teilen bestand, hinter sich. Ein kleiner Teil der ange-sprochenen Personen absolvierte zu diesem Zeitpunkt auch bereits – ab dem 15.07.2021 – die praktische Prüfung.

[153] Bei angesprochenen Auszubildenden aus anderen Bundesländern starteten die Prüfungen teilweise zu anderen Zeitpunkten oder aber es mussten nur bestimmte Prüfungsteile, z. B. wegen einer ausländischen Vorausbildung, die nur teilweise anerkannt wurde, absolviert werden.

einem vertrauten Habitat durchgeführt werden und wurde auch von der Formulierung her dem Zielpublikum angepasst.

Insgesamt hatten 25 Personen Zugang zu dem Fragebogen.[154] Die reale Beteiligungsquote war 44 %. Absolut wurden daher 10 Elemente vollständig ausgefüllt, eine Bearbeitung blieb unvollständig. Letztere ist in den Ergebnissen nicht berücksichtigt.

Da ein professionelles Umfragetool verwendet wurde, war es möglich, den Fragebogen auch mit dieser Software auswerten zu lassen. Sämtliche Berechnungen, Wertermittlungen und Darstellungen wurden daher direkt aus den Erhebungssätzen ermittelt.

4.3. Ergebnisse

Die Ergebnisse werden in folgende Kategorien unterteilt und lesegerecht zusammengefasst:

- Demografische Angaben
- Allgemeine Mediennutzung
- Spezifisches Medienverhalten und Selbsteinschätzung

---

[154] 88 % davon gehörten zu einem Oberkurs einer fränkischen Pflegeschule. Es handelt sich um die komplette Abschlussklasse eines Landkreises.

- Berufliche Fragen
- Fragen zur Arbeitsweise
- Beurteilung von Lösungsvorschlägen

4.3.1 Demografische Angaben

Die demografischen Angaben beschäftigten sich mit Alter, Geschlecht und Vorbildung:

o 80 % der Teilnehmer sind weiblich, 20 % männlich.

o 60 % gehören der Altersgruppe der 18–21-Jährigen an, 30 % waren älter als 26 und nur 10 % sind im Bereich der 22–25-Jährigen zu finden.

o 58,33 % haben vor der Ausbildung die mittlere Reife abgelegt, 16,67 % ein Abitur oder Fachabitur und 8,33 % einen (qualifizierten) Hauptschulabschluss.

o Zusätzlich verfügen jeweils 8,33 % entweder über eine vorherige Ausbildung oder ein abgeschlossenes Studium.

Nicht abgefragt wurde die Staatsbürgerschaft. Insgesamt wurden aber 20 % der Personen nicht in Deutschland geboren oder sozialisiert, sondern wanderten als junge Erwachsene mit Ausbildung oder mit einem abgeschlossenen Studium ein.

4.3.2 Allgemeine Mediennutzung

Bei der allgemeinen Mediennutzung waren Besitz sowie die ge-
taktete und die zeitliche Nutzung des Smartphones von Interesse (vgl. Abbildungen 6 und 7):

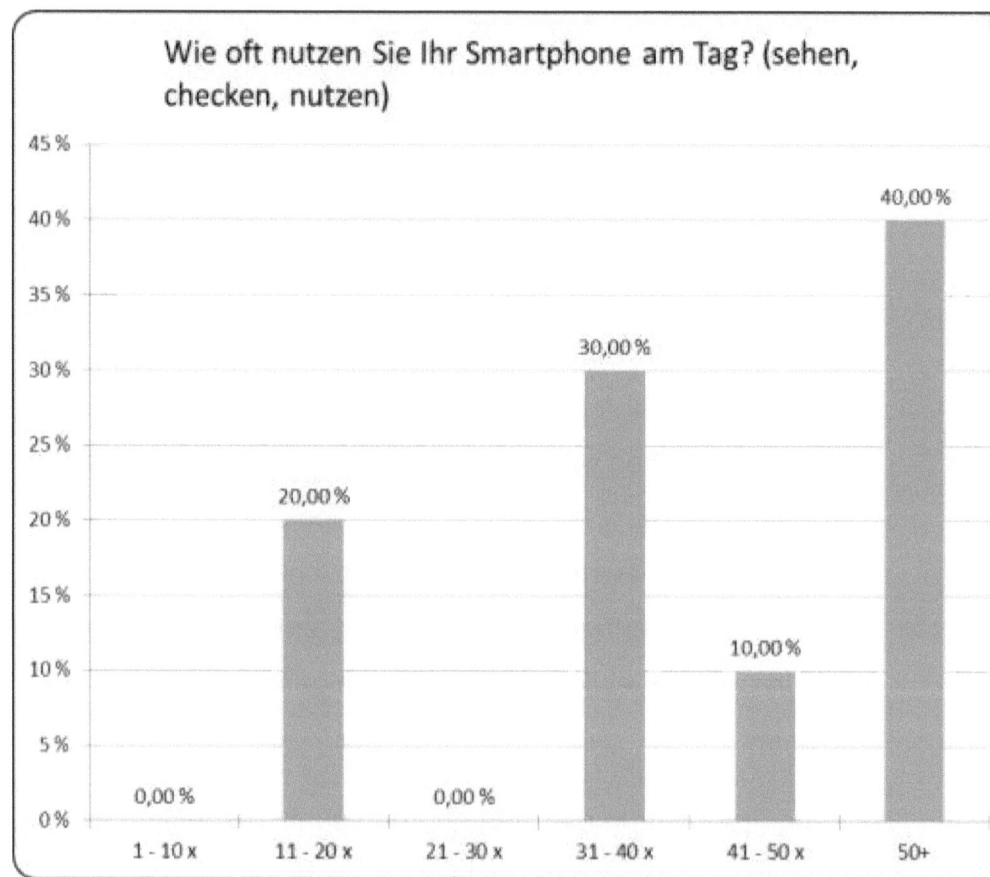

Abbildung 6: Smartphone-Nutzung (Quelle: Qualitative Befragung)

- 100 % der Befragten besitzen ein Smartphone.
- Das Smartphone wird von 40 % mehr als 50-mal am Tag genutzt.
- 80 % nutzen es mehr als 30-mal.
- 100 % nutzen es mehr als 10-mal.
- 50 % der Befragten nutzen ihr Smartphone mindestens 4–5 Stunden täglich und 100 % mindestens 2 Stunden.

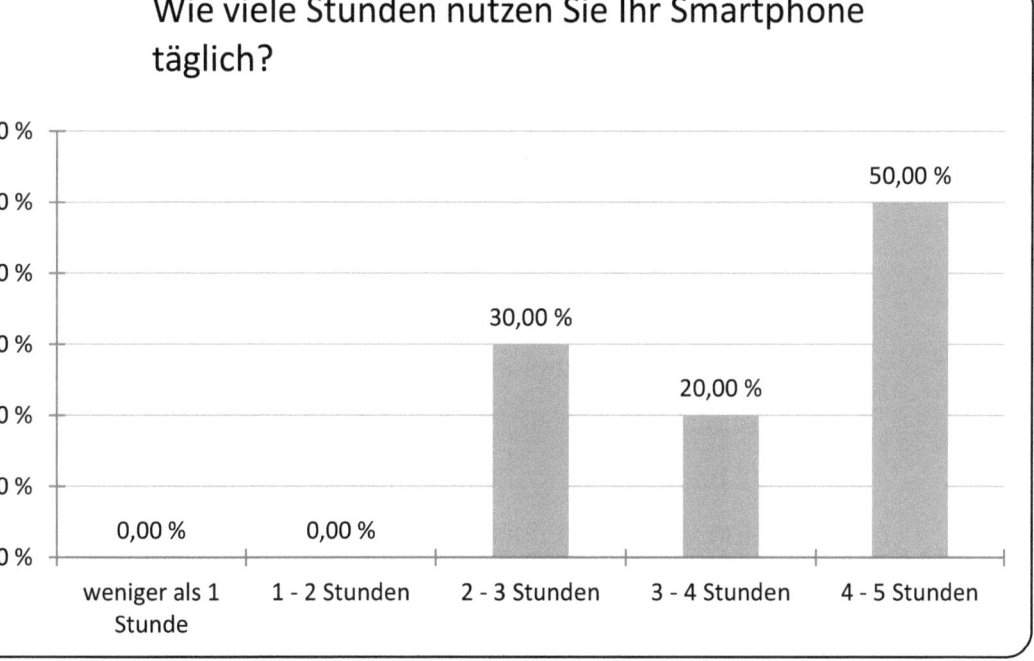

Abbildung 7: Nutzungsdauer in Stunden (Quelle: Qualitative Befragung)

4.3.2 Spezifisches Medienverhalten und Selbsteinschätzung

In diesem Teil wurden die Befragten nach ihren persönlichen Präferenzen, Nutzerverhalten sowie nach der Einschätzung von Multitasking-Fähigkeiten abgefragt (vgl. Abbildung 8):

- Videos (80 %; z. B. von Youtube oder TikTok), Social-Media-Plattformen (90 %, z. B. Instagram, Facebook) und Texte (90 %, z. B. Memes, Kommentare), die auf kurze, schnelle Reize setzen, werden häufiger als „oft" oder „sehr oft" zum eigenen Geschmack passend identifiziert als längere Texte (10 %) oder Plattformen, bei denen umfangreiche Informationen angeboten werden (0 %, z. B. Angebote von Zeitungen).
- Eine Ausnahme stellen längere Videos wie Streaming-Angebote (70 %, z. B. Netflix, Youtube) dar.
- Auch bei Spielen geht die Präferenz eher zu kurzen Spielen, die einen schnellen Erfolg bieten (30 %), und weniger zu längeren, bei denen das Belohnungsgefühl erst nach längerer Zeit erreicht wird (0 %).
- Bei der Abfrage der Multitasking-Fähigkeiten waren die Ergebnisse ebenfalls relativ klar:

- 80 % der Befragten schätzen ihre Multitasking-Fähigkeiten als gut oder sehr gut ein.
- 90 % gehen davon aus, dass sie eine größere Multitasking-Befähigung haben als frühere Generationen.

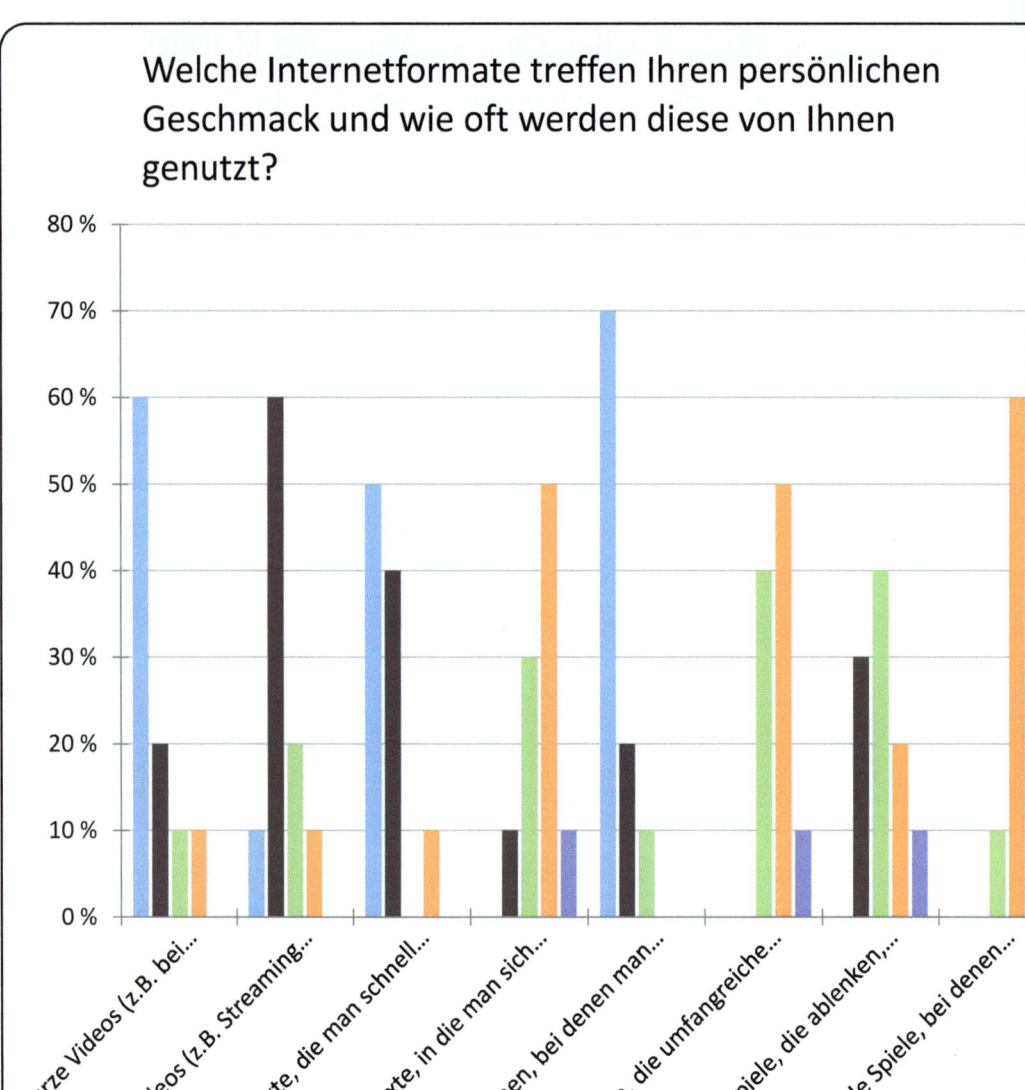

Welche Internetformate treffen Ihren persönlichen Geschmack und wie oft werden diese von Ihnen genutzt?

Abbildung 8: Online-Präferenzen (Quelle: Qualitative Befragung)

4.3.3 Berufliche Fragen

In diesem Bereich geht es sowohl um das Ansehen des Berufes, die individuelle Anerkennung als auch um die Bewertung der Qualität der Ausbildung.

- o 90 % sind der Meinung, dass Pflegende in der Gesellschaft nicht ausreichend oder nicht die Anerkennung bekommen, die sie verdienen.
- o Lediglich 20 % fühlen sich von Lehrern, Kollegen und Praxisanleitern während der Ausbildung restlos anerkannt. 20 % sehen das nicht immer so und 60 % haben gemischte Erfahrungen gemacht.
- o 80 % waren mit ihrer theoretischen Ausbildung nicht oder insgesamt nicht zufrieden. 20 % zeigen sich insgesamt zufrieden.
- o In der praktischen Pflegeausbildung waren 40 % in der Summe zufrieden und 60 % eher nicht zufrieden.
- o 100 % waren dagegen der Meinung, dass Covid-19 einen erheblichen oder zumindest teilweisen Einfluss auf den Verlauf der Ausbildung genommen hat.

4.3.4 Fragen zur Arbeitsweise

Die Arbeitsweise wurde anhand des Umganges mit der Anfertigung einer wissenschaftlichen Facharbeit abgefragt, die einen größeren Rechercheaufwand zu teilweise unbekannten Themen beinhaltete und die Auszubildenden mit einer neuen Form des Arbeitens konfrontierte (vgl. Abbildung 9):[155]

- o 60 % scannen oft oder sehr oft einen Text und suchen nach Schlüsselwörtern. Weitere 30 % machen das manchmal.
- o 40 % lesen dagegen einen Text oft oder sehr oft zuerst komplett und ziehen sich anschließend daraus die benötigten Informationen. 20 % machen das manchmal und 40 % selten.
- o 50 % nutzen hauptsächlich Sachbücher als Informationsquelle und für Erklärungen.

---

[155] Die Anforderungen an die Facharbeiten unterscheiden sich – von Pflegeschule zu Pflegeschule – teilweise massiv. Da ein großer Teil der Befragten aus einer Klasse stammt, dominiert der Eindruck von dieser auch in der Befragung. Hier waren die Anforderungen maximal, d. h. 30–50 Seiten nach wissenschaftlichen Kriterien. Der Autor dieser Zeilen fungiert selbst als Herausgeber einer Reihe mit dem Namen „Themen der Pflege". Unter dieser wurde eine dieser Facharbeiten veröffentlicht und sie ergab ein 140-seitiges, kenntnisreiches Nachschlagewerk: Babbi, Irada: Themen der Pflege. Band 1: Cholelithiasis – Akute Pankreatitis – Umweltmedizin: Boden, Nahrungskette, Waldsterben, Karbach: Erich von Werner Verlag, 2021.

- 30 % sind Fachbücher oft oder sehr oft zu komplex.
- Für 70 % war das Internet oft oder sehr oft das primäre Medium für die Informationssuche.
- 100 % präferieren oft oder sehr oft kurze Zusammenfassungen (z. B. Wikipedia).
- 60 % ziehen ausführliche Erklärungen nur gelegentlich oder selten vor.
- 70 % hatten wenig Freude am Verfassen der Facharbeit.

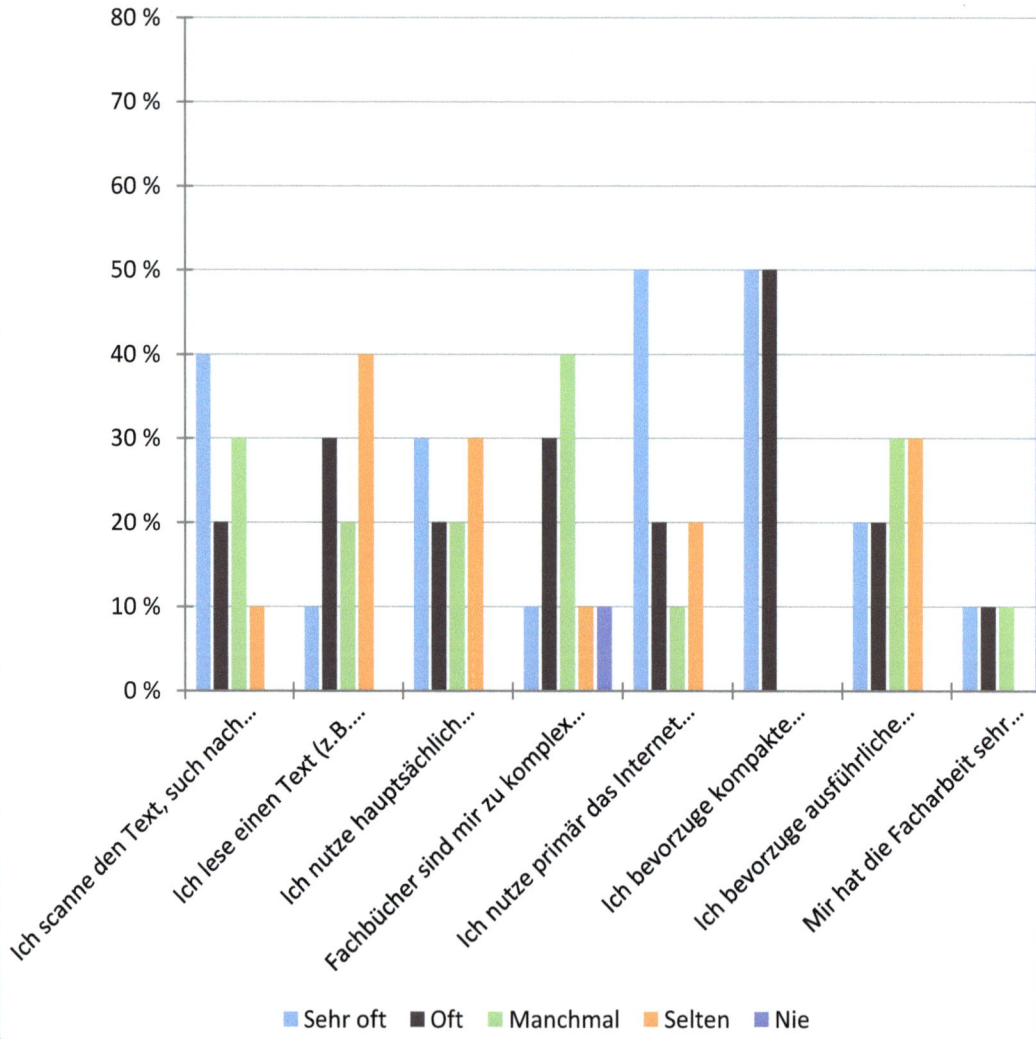

4.3.5 Einschätzung von Lösungsvorschlägen

Abschließend wurden mehrere Lösungsvorschläge zur Optimierung der Ausbildung präsentiert (vgl. Abbildung 10):

- o 90 % finden eine größere Einbindung von neuen Medien in den Unterricht gut oder sehr gut.
- o 100 % befürworten ein internes PflegeWiki zur Information oder zu Prüfungsfragen.
- o 100 % finden die Ausgabe von Materialien, welche die wichtigsten Themen in Stichworten beinhalten, gut oder sehr gut.
- o Dagegen wird die Idee von Fachbüchern, die nur die wichtigsten Themen in Stichworten enthalten, nur von 20 % als gut, von 70 % mit gemischten Gefühlen und von 10 % als ganz schlecht betrachtet.
- o Tests mit Multiple-Choice-Antwortmöglichkeiten werden positiver gesehen als offene Fragen.
- o 70 % finden es wichtig, dass Lehrkräfte Kenntnisse über die Lebenswirklichkeit der jungen Leute haben sollten.

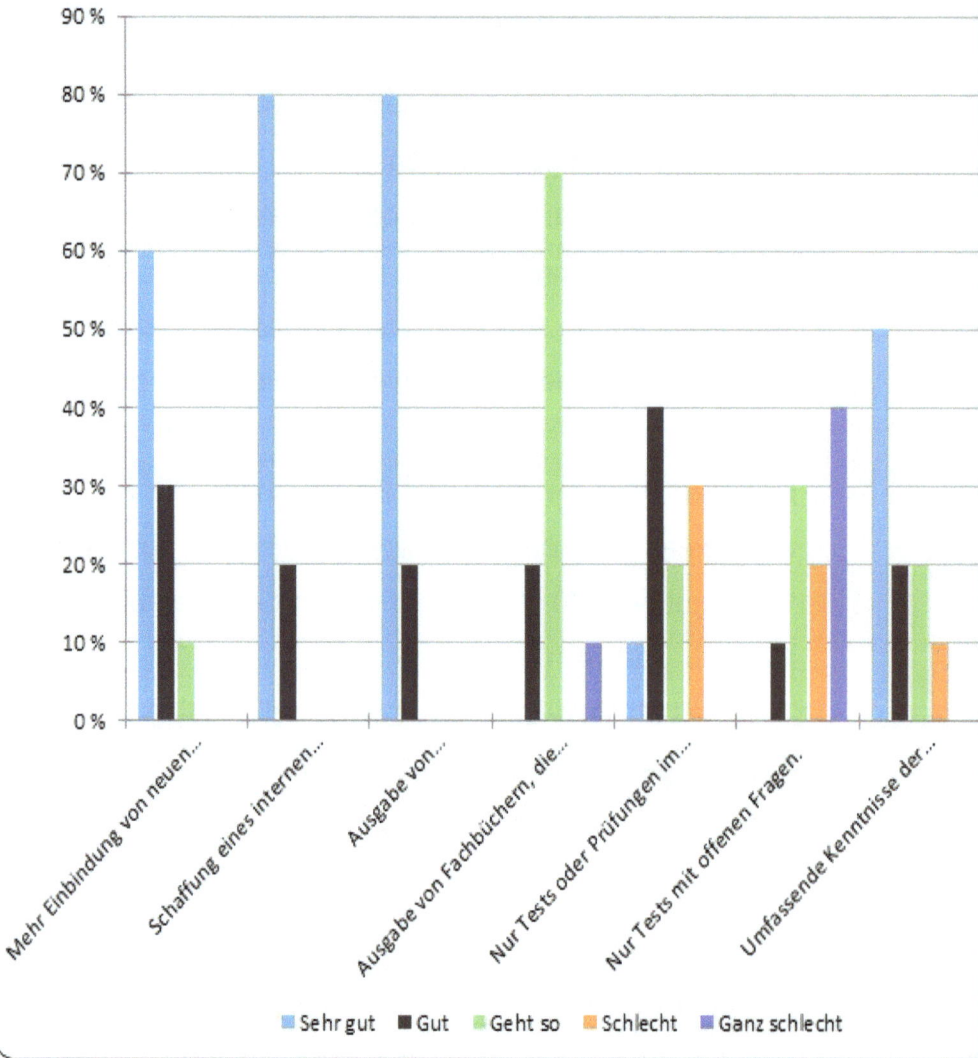

Abbildung 10: Abfrage Verbesserungsvorschläge (Quelle: Qualitative Befragung)

4.4 Dateninterpretation und Diskussion

Die Ergebnisse der Erhebung sollen nun im Hinblick auf die Fragestellung, die die beeinflussenden Auswirkungen des kollektiven Individualismus auf den Auszubildenden in der Pflege sowie den Umgang mit diesen in den Mittelpunkt rückt, interpretiert und diskutiert werden.

Beides wird in diesem Kapitel allerdings bewusst knappgehalten, da die Befragung im 5. Kapitel noch in den Kontext zu anderen Studien sowie dem Stand der Forschung gesetzt und dort einfließen wird. Vorab sei allerdings angemerkt, dass die Befragung, die nur mit einem sehr kleinen Ausschnitt durchgeführt wurde, zu diesen nicht im Widerspruch stehen, sondern die gleichen Tendenzen aufweisen wird.

4.4.1 Demografische Angaben

Bei den demografischen Angaben sowie der Vorbildung der Auszubildenden im letzten Lehrjahr treten, bis auf die Tatsache, dass die zwei teilnehmenden Nicht-EU-Staatsbürger bereits eine Ausbildung bzw. ein Studium vorzuweisen haben, keine Besonderheiten auf. Sowohl die Alters- als auch die Geschlechterverteilung entsprechen grundsätzlich der Norm.[156] Es handelt sich überwiegend um junge Menschen, die bereits seit ihrer Kindheit mit einem starken Reizrahmen konfrontiert werden und in den kollektiven Individualismus praktisch hineingewachsen sind.

4.4.2 Allgemeine Mediennutzung

Jeder der Teilnehmer hat ein Smartphone und nutzt es auch mindestens 10-mal täglich, 90 % sogar über 30-mal. In der Summe werden mindestens 3–4 Stunden am Tag mit dem Gerät verbracht. 50 % sind über 4 Stunden aktiv. Die moderne Reizgesellschaft wirkt daher mehrere Stunden des Tages und sie wird auch nicht als Fremdkörper betrachtet, sondern

---

[156] Vgl. auch Kapitel 5.1 und Kapitel 3.

vielmehr als willkommener Gast im verhaltenskapitalistischen Sinne. Die allgemeine Mediennutzung gibt daher klare Hinweise darauf, dass der Reizrahmen des kollektiven Individualismus, der in Kapitel 3.3 beschrieben wird, ein selbstverständlicher Teil des Lebens der Befragten ist.

4.4.3 Spezifisches Medienverhalten, Selbsteinschätzung und Fragen zur Arbeitsweise

Der Eindruck, dass auch eine Transformation zum Homo stimulus vorliegen könnte, wird durch die Untersuchung des spezifischen Medienverhaltens und die Selbsteinschätzung weiter gefestigt. Hier dominieren, unabhängig vom Format, die Vorliebe für kurze, schnelle Reize und die Angebote von Verhaltenskapitalisten wie Youtube, Facebook oder Instagram, die den Tagesablauf maßgeblich mitbestimmen und das Individuum mit Algorithmen gezielt einbetten. Es macht daher keinen Sinn mehr, zwischen einer virtuellen und einer realen Welt zu unterscheiden, da eine einbettende Symbiose vorliegt.

Interessant ist auch die Tatsache, dass 80 % ihre Multitasking-Fähigkeiten, eine Begabung, die durch die Konfrontation mit maximal vielen Reizen erst gefördert wird, als gut oder sehr gut einschätzen. 90 % glauben, hier einen Unterschied zu vorherigen Generationen erkennen zu können. Die Befragten sind sich daher nicht nur über ihr Medienverhalten vollkommen im Klaren, sondern erkennen eine bewusste Veränderung von Kompetenzen im Vergleich zu vorherigen Generationen.[157]

Der letzte Eindruck wird durch die Ergebnisse der Abfrage der Arbeitsweisen für eine komplexe Aufgabe auf wissenschaftlichem Niveau noch verfestigt. 60 % der Befragten scannen oft oder sehr oft einen Text und suchen nach Schlüsselwörtern. Weitere 30 % machen das manchmal. Diese nicht-lineare Methode der Informationssuche erinnert stark an eine Suchmaschine, die nach ähnlichen Prinzipien vorgeht. Dass 100 % kurze, schnell aufnehmbare Zusammenfassungen präferieren und 60 % ausführlichere Erklärungen nur gelegentlich oder selten nutzen, rundet das Bild ab und lässt die These zu, dass an dieser Stelle eine Konditionierung vorliegen könnte, die nicht nur zu einem veränderten Verhalten, sondern auch zu einer Verschiebung von Fähigkeiten bzw. Kompetenzen geführt hat. Diese Theorie soll aber erst in Kapitel 5, im Kontext mit anderen Studien, vertieft werden.

---

[157] Vgl. Kapitel 5.2.3.

4.4.4 Berufliche Fragen

Bei den beruflichen Fragen ist es auffällig, dass die Befragten mit ihrer Ausbildung sowohl in der Theorie (80 %) als auch in der Praxis (60 %) nicht oder insgesamt nicht zufrieden sind und über eine fehlende Anerkennung in der Gesellschaft (90 %) und – zumindest teilweise – auch bei den Kollegen, Lehrern und Praxisanleitern (80 %) klagen. Ob dies nur auf die Covid-19-Pandemie zurückzuführen ist, darf hinterfragt werden, obwohl alle Befragten einen Einfluss bejahen. Da die Themen Identifikation und Wertschätzung für Individuen, aber auch für die moderne Identifikationsdissonanz als wichtig anzusehen sind, sind diese Ergebnisse äußerst kritisch zu werten und sie werden in Kapitel 5.2.2 auch noch umfassender betrachtet werden.

4.4.4 Lösungsvorschläge

Die Reaktionen auf die vorgegebenen Verbesserungsvorschläge für die Pflegeausbildung bestätigen indirekt die These, dass der Reizrahmen des kollektiven Individualismus neue Kompetenzen, Arbeitsweisen und Konditionierungen in den Vordergrund gerückt hat. Wenn 90 % eine größere Einbindung von neuen Medien in den Unterricht, jeweils 100 % die Schaffung eines internen PflegeWikis oder die Ausgaben von

Materialien befürworten, die nur die wichtigsten Inhalte als Stichpunkte beinhalten, dann könnte dies auch als ein innerer Wunsch gedeutet werden, Ausbildungsinhalte der eigenen Lebenswirklichkeit sowie den eigenen Gewohnheiten anzupassen und sie auf diesem Wege in Einklang zu bringen. Dass es zudem 70 % als wichtig erachten, dass die Lehrkräfte explizite Kenntnisse über die Realität junger Menschen haben sollten, rundet den Eindruck noch ab.

4.4.5. Zusammenfassung

In der Summe zeigt die quantitative Stichprobe, dass der beschriebene Reizrahmen des kollektiven Individualismus auf die Teilnehmer der Online-Umfrage wirkt und ihr Verhalten nachhaltig prägt. Alle Antworten liegen innerhalb der erwartbaren Parameter und stützen damit die These einer Veränderung des Individuums durch neue externe Einflüsse.

Die Befragung hat allerdings, wie bereits zu Beginn des Kapitels bemerkt, den Charakter einer Ergänzung, d. h., sie und ihre Ergebnisse sollten in einen Kontext mit einer Vielzahl anderer Erhebungen gesetzt werden. Eine tiefgehende Einzelinterpretation macht daher weniger Sinn als eine Einbettung in einen

Gesamtrahmen mannigfaltiger Forschungsergebnisse, was in der Folge in Kapitel 5 auch geschehen soll. Die Abfrage von Verbesserungsvorschlägen wird dagegen in Kapitel 6 wieder aufgegriffen werden.

5. Folgen für die Auszubildenden in der Pflege

„Wir bringen wohl Fähigkeiten mit, aber unsere Entwicklung
verdanken wir tausend Einwirkungen einer großen Welt, aus
der wir uns aneignen, was wir können und was uns gemäß
ist."[158]

Johann Wolfgang von Goethe

Als der Dichterfürst Goethe diese Worte im Dezember 1828 niederschrieb, war die Welt noch eine andere und von weitaus weniger Umwelteinflüssen geprägt als im 21. Jahrhundert, in dem der Reizrahmen des kollektiven Individualismus eine herausragende Rolle für besagte Aneignung, oder besser Konditionierung, spielt. Das Angebot der Stimuli hat sich massiv erhöht, es ist vielmehr beinahe unmöglich, ihm auszuweichen, und von einer bewussten Adaption zu reden wird zunehmend schwieriger. Die vorherigen Kapitel zeigten die entsprechenden Mechanismen und Zusammenhänge auf. Es ist eine Welt der Reize, überwiegend etabliert aus einem wirtschaftlich-

---

[158] Korn, Eugen: Goethes Gespräche, Paderborn: Salzwasserverlag, 2014, S. 216.

technologischen Kontext, der weltweit nur durch die Höhe des politischen Einflussgrades der Politik variiert[159] und einem Zeitenwandel Tribut zollt, der das Leben ebenso verändern wird, wie dies in der Ära der industriellen Revolution geschah. Das wurde aber bereits dargestellt.

Die folgenden Seiten sollen sich dagegen den konkreten Folgen für Verhaltensmuster sowie die Persönlichkeit- und Kompetenzentwicklung widmen. Welche Verschiebungen sind daher im Detail zu beobachten? Welche neuen Fähigkeiten, Eigenschaften und Normen hat der Homo stimulus entwickelt? Sind sie überhaupt, jenseits der Konditionierung auf künstliche und schnelle Reize, feststellbar, oder ist es schlicht zu früh, um Aussagen zu den Auswirkungen des kollektiven Individualismus, jenes jungen Zeitalters, zu tätigen? Der Versuch soll gewagt werden. Er muss es. Basis hierfür ist ein interdisziplinärer Stand der Forschung, der durch die eigene Erhebung des vierten Kapitels ergänzt werden soll, die in dieses eingegliedert wird. Dass diese nie vollumfänglich sein kann und der stetigen

---

[159] In der westlichen Welt dominieren Stimuli mit wirtschaftlichem Hintergrund deutlich. Die mächtigsten Verhaltenskapitalisten sind bislang private Unternehmen. In China beispielsweise spielen staatliche bzw. politische Reize, die oft mit den ökonomischen verknüpft sind, eine wichtige Rolle. Der wichtigste Verhaltenskapitalist ist der Staat. Es lässt sich vereinfacht zwischen einem westlichen Kapitalismus und einem gelenkten Kapitalismus östlicher Prägung unterscheiden.

Ergänzung sowie kritischen Hinterfragung bedarf, versteht sich dabei von selbst. Ein Versuch ist dennoch zu wagen, denn ohne einen ersten Schritt werden auch keine weiteren folgen.

Vorausgeschickt sei dabei aber, und diese Anmerkung erscheint wichtig, dass jener Versuch ohne Werturteil erfolgen soll, denn der Mensch mag sich verändern, vielleicht zum Homo stimulus werden, allerdings ist diese Entwicklung nicht mit einer – etwas überspitzt formuliert – Degeneration gleichzusetzen, sondern lediglich als wertneutrale Evolution zu betrachten. Oder einfacher ausgedrückt: Andere Muster in einer anderen Zeit sind kein Indikator für eine potenzielle Verschlechterung oder ein Grund für einen allgemeinen Kulturpessimismus. Selbstverständlich soll aber nicht verschwiegen werden, dass es zahlreiche Studien und Untersuchungen gibt, die im Reizrahmen des kollektiven Individualismus auch Gefahren entdecken, wie z. B.:

- Internetsucht wird unter ICD-10 (F63) inzwischen als sonstige Störung klassifiziert. Computerspielabhängigkeit könnte im ICD-11 höchstwahrscheinlich eine eigenständige Kategorie erhalten.[160]

---

[160] Tritt erst am 01.01.2022 in Kraft; die Tendenz geht klar in diese Richtung.

- Internetnutzung könnte die kognitive Leistungsfähigkeit negativ beeinflussen:[161]

> „[...] Die wichtigsten Ergebnisse zeigen, dass ein hohes Maß an Internetnutzung tatsächlich viele Funktionen des Gehirns beeinträchtigen könnte. So ermutigt uns beispielsweise der grenzenlose Strom an Aufforderungen und Benachrichtigungen aus dem Internet zu einer ständig geteilten Aufmerksamkeit – was wiederum unsere Konzentrationsfähigkeit auf eine einzelne Aufgabe mindern könnte [...]"[162]

- Auch die Konfrontation mit nicht jungendfreien oder jugendgefährdenden Inhalten wird oft in den Vordergrund gerückt.[163]
- Grundsätzlich ist das Entstehen von Zuständen wie Depression, Konzentrationsmangel, Realitätsverlust,

---

[161] Firth, Joseph et al.: The "online brain": how the Internet may be changing our cognition, in: World Psychiatry, Volume 18, Issue 2, 2019, 119–129.

[162] Text wurde durch Autor übersetzt. Quelle: Pressemitteilung des NICM Health Research Institute vom 05.06.2019, unter: https://nicm.edu.au/news/research_reveals_how_the_internet_may_be_changing_the_brain [zuletzt abgerufen am 30.06.2021].

[163] Moser, Hein: Einführung in die Medienpädagogik – Aufwachsen im digitalen Zeitalter, 6. Auflage, Berlin: Springer VS, 2019, S. 163 ff.

Einbettung in eine negative Realität, Radikalisierung, verhaltenskapitalistische Ausbeutung, Mobbing, Online-Kaufsucht, Kontrollverlust, Haltungsprobleme, Sehkraftverlust, Übermüdung oder Gewichtszunahme möglich.

Die Liste ist nicht abschließend. Es soll auch keine dieser Variablen aus der Gleichung genommen werden, aber sind diese möglichen Entwicklungen als Norm für den durchschnittlichen Auszubildenden zu begreifen?[164] Was wird überhaupt die Regel dieser neuen Epoche sein? Und ist nicht vielleicht manch scheinbar negativer Effekt nicht nur eine Anpassung an die Bedürfnisse des kollektiven Individualismus? Der Reizrahmen ist Realität und eventuell entwickelt der Mensch lediglich Strategien, um sich in einer wandelnden Umwelt zurechtzufinden? Welche Fähigkeiten wird das neue Zeitalter, das so dynamisch voranschreitet, überhaupt benötigen? Welche Defizite können unter Umständen vielleicht schon in wenigen Jahren durch

---

[164] Tatsächlich weist auch die Fachliteratur darauf hin, dass die Kritik bei der Betrachtung von beispielsweise neuen Medien oft weitaus mehr Gehör findet als die Konstruktivität. Im Mittelpunkt steht in der Regel die Bedrohung der kulturellen Ordnung und nun auch der Gesundheit. Siehe hierzu auch: Moser, Heinz: Einführung in die Medienpädagogik – Aufwachsen im digitalen Zeitalter, 6. Auflage, Berlin: Springer VS, 2019, S. 63 ff.

völlig neue Technologien, Substanzen oder Prozesse ausgeglichen und optimiert werden?[165]

Zudem, und dies sei angemerkt, kann es keinem Kritiker, dessen Einwände zweifellos ihre Daseinsberechtigung und auch Wichtigkeit in der Diskussion haben, gelingen, den Zeitenwandel zu stoppen oder gar umzukehren. Die kommenden Seiten werden sich daher neutral und mit offenem Ergebnis einerseits mit den Auswirkungen des kollektiven Individualismus für die Auszubildenden und damit andererseits indirekt auch mit denen für die Ausbildung befassen.

5.1 Grundlegendes

Der Auszubildende ist der Mittelpunkt einer jeden Ausbildung, denn er ist es, der auf allen Ebenen befähigt wird, einen Beruf erfolgreich auszuüben. Sie sind in Deutschland im Schnitt 19,9

---

[165] Die Optimierung des Menschen wird eines der großen Zukunftsthemen sein. Hirnstimulation, ein künstliches Immunsystem, Nanotechnologie, Verschmelzung, Neuroimplantate, KI als stetiger Begleiter – was für viele Menschen heute noch wie eine Zukunftsvision klingt, ist in Teilen bereits Realität. Der kollektive Individualismus steht erst am Anfang seiner Möglichkeiten, und wer vermag schon zu sagen, welche Fähigkeiten es wirklich benötigen wird, um in diesem optimal zu funktionieren? Und wer weiß, vielleicht spielt auch irgendwann die Kausalität selbst keine Rolle mehr?

Jahre alt[166] und auch in der Stichprobe in Kapitel 4 gehörten über 60 % der Befragten der Gruppe der 18–21-Jährigen an.[167] Daher macht es Sinn, die Altersgruppe derjenigen, die aktuell in der Ausbildung stehen oder in den nächsten Jahren stehen könnten, näher zu betrachten. Da der kollektive Individualismus seine Wirkung über digitale Medien entfaltet,[168] wenngleich er natürlich auch offline ausstrahlt,[169] sollen diese in den Fokus rücken.

Jugendliche im Alter von 12–19 Jahren sind, nach eigenen Angaben, im Schnitt 205 Minuten täglich im Internet.[170] Auch in der Stichprobe nutzen 50 % der Befragten das eigene

---

[166] Arithmetisches Mittel, die Tendenz war allerdings in den Vorjahren leicht steigend. Quelle: Bundesinstitut für Berufsausbildung: BIBB Datenreport 2017, Kapitel A5.8, 2017, unter: https://www.bibb.de/datenreport/de/2019/101256.php [zuletzt abgerufen am 26.06.2021]. Die Altersangabe gilt für alle Auszubildenden in Deutschland.

[167] Vgl. Kapitel 4.3.1.

[168] Aus Sicht des Autors ein temporäres Phänomen, da die Trennung der digitalen von der realen Welt irgendwann aufgehoben werden wird. Vgl. auch Kapitel 7.

[169] Ein Punkt, der bereits in Kapitel 2.2.1 mit dem Beispiel des Tauchens herausgehoben wurde.

[170] Diese Statistik deckt sich scheinbar nicht mit den Onlinezeiten, die in einem vorherigen Kapitel angegeben wurden. Tatsächlich ist hier aber zwischen der Bereitschaft und der aktiven Nutzung zu unterscheiden. Selbst ein 20-maliges Überprüfen der Facebook- und WhatsApp-Nachrichten dauert effektiv – je nach Verhalten – 10–20 Minuten. Online und in aktiver Erwartung ist der Nutzer aber 60 Minuten. Quelle für die Angaben auf dieser Seite: Medienpädagogischer Forschungsverband Südwest (Hg.): JIM-Studie 2019 – Basisuntersuchung zum Medienumgang 12–19-Jähriger, Baden-Württemberg: LFK, 2019, S. 24.

Smartphone 240–300 Minuten täglich. 70 % mindestens 180–240 Minuten.[171] Die Onlinezeit der Erstgenannten, die eine weitaus größere Grundgesamtheit bilden, teilt sich wie folgt auf:[172]

- 33 % Kommunikation
- 31 % Unterhaltung
- 26 % Spiele
- 10 % Informationssuche

Der Reizrahmen ist daher für den durchschnittlichen Jugendlichen täglich präsent und selbstverständlicher Teil der eigenen Erlebenswelt und Umwelt. Oder wie es die Shell-Jugendstudie 2019 etwas weniger abstrakt ausdrückt:[173]

„Bei sehr vielen Jugendlichen fängt es beim Wachwerden durch das Smartphone als Wecker direkt am Bett an, das bei der Gelegenheit, einmal in die Hand genommen, für weitere Inhalte genutzt wird. Und es endet

---

[171] Vgl. Kapitel 4.3.2.

[172] Medienpädagogischer Forschungsverband Südwest (Hg.): JIM-Studie 2019 – Basisuntersuchung zum Medienumgang 12–19-Jähriger, Baden-Württemberg: LFK, 2019, S. 24.

[173] Die Shell-Jugendstudie definiert den Begriff Jugendlicher aber weiter als die JIM-Studie. Erstere zieht einen Rahmen von 12–25, letztere einen von 12–19 Jahren.

oftmals an gleicher Stelle abends im Bett, wenn kurz vor dem Einschlafen noch einmal letzte Neuigkeiten aus dem sozialen Nahbereich ausgetauscht werden. Das Smartphone ist dabei das universale Gerät im Alltag [...]"[174]

Die Präsenz des Reizrahmens für das durchschnittliche auszubildende Individuum ist daher unstrittig. Im weiteren Verlauf dieses Kapitels sollen die möglichen Auswirkungen dieses kollektiven Individualismus, unterteilt in psychologische, biologische und soziokulturelle Folgen, aus dem aktuellen Stand der Forschung abgeleitet werden.

Abbildung 11: Einflüsse auf das Individuum im Zeitalter des kollektiven Individualismus des 21. Jahrhunderts (Quelle: Herteux, Andreas, 2020, 74)

---

[174] Zusammenfassung der Shell-Jugendstudie 2019, S. 32 ff., unter: https://www.shell.de/ueber-uns/shell-jugendstudie.html [zuletzt abgerufen am 27.06.2021].

Einflüsse auf das Individuum im Zeitalter des kollektiven Individualismus des 21. Jahrhunderts

Zeitenwandel

Individuum

Homo Stimulus	Prägung
Reizgesellschaft	Veranlagung
Verhaltenskapitalismus	Erfahrung

Individualisierung

o Einbettung des Menschen

o Bedürfnisermittlung- und Befriedigung

o Selbstentfaltung- und Entwicklung

„Mensch ist Mittelpunkt"

Milieuzugehörigkeit

o Prägung durch das Milieu (z.B. Ansichten, Normen, Werte Verhalten)

o Identifikation durch Prägung und Erfahrung

o Befriedigung eines Teils der persönlichen Bedürfnisse durch Zugehörigkeit

„Mensch ist Teil"

Rollenkonflikt

„Identifikationsdissonanz"

zwischen der individualisierten Entwicklung und der Milieurolle

Milieukämpfe- und Konflikte

durch Milieuerosion sowie Identifikations- und mangelhafte Bedürfnisbefriedigung

115

5.2 Psychologische Folgen

Bei den psychologischen Folgen bietet sich folgende Unterteilung an:

- Operante Konditionierung
- Prägung der Identität
- Veränderte Kompetenzen

5.2.1 Operante Konditionierung

Der kollektive Individualismus offeriert einen Reizrahmen, der
das Verhalten des Individuums, Stimuli zu empfangen, anzu-
fragen und auf diese zu reagieren, verstärkt bzw. belohnt. Es
handelt sich daher um eine operante Konditionierung.[175] Beispielsweise bietet ein angeklicktes Video ggf. einen Unterhal-
tungsfaktor, eine Suchanfrage schlicht Ergebnisse oder die sozialen Medien vielleicht Interaktion mit Dritten.[176]

---

[175] Vgl. auch Kapitel 2.2.1 und 2.2.2.

[176] Die Diskussion, ob nur eine operante Konditionierung vorliegt oder z. B. auch
eine sozialkognitive (vgl. Bandura), ist müßig, da sich Menschen, wenn sie in
Kontakt treten, immer gegenseitig beeinflussen und damit auch eine direkte oder
indirekte Vorbildwirkung entstehen kann. Der kollektive Individualismus spricht
daher immer von Wechselwirkungen. Der Effekt der operanten Konditionierung
erscheint hier aber so wichtig, dass er herausgestellt werden sollte. Auch findet

Die Möglichkeit der schnellen Bedürfnisbefriedigung, die unmittelbare Belohnung prägen daher nicht nur die kognitiven Prozesse, sondern unterstützen auch die biologische Prädisposition,[177] denn der moderne Reizrahmen ermöglicht es, mit vergleichsweise wenig Anstrengung einen maximalen Erfolg zu generieren. Da die Reize überwiegend verhaltenskapitalistischer Natur sind, sind diese Verstärkungsmechanismen und die Verhaltensbeeinflussung auch gewollt und werden gezielt gefördert. Das führt einerseits dazu, dass die Konditionierung so voranschreitet, dass bereits bei Teilen der Jugendlichen von einer Entwicklung zu einem Homo stimulus gesprochen werden kann, andererseits bietet dieses Szenario eine völlig neue Möglichkeit der Herausarbeitung von Bedürfnissen, Wünschen und Optionen zu deren Befriedigung.

Dass die Befragung in Kapitel 4.3.2 ein analoges Ergebnis aufweist, nachdem Videos, Social-Media-Plattformen und Texte, die auf kurze, schnelle Reize setzen, von 80–90 % der Antwortenden gegenüber anderen Angeboten präferiert werden, rundet das entstandene Bild ab.

Assimilation auf der einen und Akkommodation auf der anderen Seite statt (vgl. Paiget).

[177] Vgl. System 1/System 2; Kapitel 2.2.2.

Für die Ausbildung erscheint es daher sinnvoll, sich auf ein geändertes Verhalten einzustellen. Die Konditionierung auf schnelle, hochfrequentierte Reize, die – in der Regel – zudem eine unmittelbare oder mittelbare Belohnung bzw. Verstärkung des individuellen Verhaltens nach sich ziehen können, könnte es notwendig machen, derartige Mechanismen auch in die Pflegeausbildung zu integrieren, wobei konkrete Empfehlungen erst in Kapitel 6 ergehen sollen.

5.2.2 Anerkennung und die Prägung der Identität

Der kollektive Individualismus bietet die Möglichkeit der Einbettung. In diesem unsichtbaren Rahmen sind das Individuum und dessen Bedürfnisse der Mittelpunkt, um den sich alle Algorithmen drehen.[178] Da davon auszugehen ist, dass sich diese Entwicklung noch weiter intensivieren wird, könnte die Identifikationsdissonanz, der Konflikt zwischen der Rolle als König der eigenen Welt und der Rolle in der Gesellschaft, hier konkret die als anweisungsbefolgender Auszubildender, eine immer größere Rolle spielen.

---

[178] Vgl. Kapitel 2.2.1 und 2.2.2.

Für die Pflegeausbildung wirft das die Frage auf, wie der Einzelne in ihr so aufgewertet werden kann, damit die Dissonanz möglichst kleingehalten wird.

Dieser Punkt wird sich in der Praxis allerdings schwierig gestalten, denn fehlende Anerkennung von Bedürfnissen, ob nun als Gruppe oder Individuum, ist in diesem Berufsfeld grundsätzlich ein gewaltiges Thema. Beispielsweise sind nur 53 % der Pflegekräfte mit der gesellschaftlichen Anerkennung ihres Berufes zufrieden.[179] 54 % haben bereits über eine Berufsaufgabe nachgedacht. 50 % würden den Beruf jungen Menschen nicht empfehlen und 43 % ihn nicht mehr ergreifen, wenn sie am Anfang ihrer Karriere stünden.[180]

In der in dieser Arbeit vorgenommenen Befragung sind sogar 90 % der Meinung, dass Pflegende nicht ausreichend oder nicht die Anerkennung bekommen, die sie verdienen. Lediglich 20 % fühlten sich von Lehrern, Kollegen und Praxisanleitern während der Ausbildung restlos anerkannt. 20 % sehen das nicht immer so und 60 % haben gemischte Erfahrungen

---

[179] Der Mittelwert für alle Berufe in Deutschland liegt bei 72 %. Quelle: Rothgang, Heinz et al.: Barmer Pflegereport 2020 – Belastungen der Pflegekräfte und ihre Folgen, Berlin: Barmer, 2020, S. 157.

[180] Rothgang, Heinz et al.: Barmer Pflegereport 2020 – Belastungen der Pflegekräfte und ihre Folgen, Berlin: Barmer, 2020, S. 208.

gemacht. Die eigene Ausbildungserfahrung wird zudem sowohl in der Theorie als auch in der Praxis überwiegend negativ betrachtet.[181]

In der Summe könnte die Gesamtsituation auf Dauer einen bestehenden Identifikationskonflikt verstärken. Das Fundament scheint zumindest gelegt zu sein.

---

[181] Vgl. Kapitel 4.3.3.

5.2.3 Veränderte Kompetenzen

Es deutet weiterhin vieles darauf hin, dass die Konditionierung über den Reizrahmen zu neuen Mustern, Lernstrategien oder Fähigkeiten geführt hat, die für eine Ausbildung eine entscheidende Rolle spielen können:[182]

5.2.3.1 Multitasking

Multitasking bedeutet, dass mehrere Informationsströme (z. B. Fernsehen, Lernen und Nachrichtenschreiben) erfolgreich parallel verarbeitet werden können. Es entsteht keine Überforderung im klassischen Sinne, da eine Konditionierung auf viele simultane Stimuli vorliegt.[183] In der Befragung, die im Rahmen dieser Arbeit durchgeführt wurde, schätzen 80 % ihre Multitasking-Fähigkeiten als gut oder sehr gut ein. 90 % gehen davon aus, dass sie eine größere Multitasking-Befähigung haben als

---

[182] Es erfolgt an dieser Stelle eine Orientierung am Modell des Digital Natives. Da inzwischen mehrere Generationen in die digitale Welt hineingeboren bzw. hineingewachsen sind, kann man sich der Diskussion um die reine Begrifflichkeit elegant mit dem Verweis auf den Reizrahmen, der weitaus entscheidender ist als ein Geburtsdatum, entziehen.

Zur Kritik: Moser, Hein: Einführung in die Medienpädagogik – Aufwachsen im digitalen Zeitalter, 6. Auflage, Berlin: Springer VS, 2019, S. 94 f.

[183] Moser, Hein: Einführung in die Medienpädagogik – Aufwachsen im digitalen Zeitalter, 6. Auflage, Berlin: Springer VS, 2019, S. 91.

frühere Generationen.[184] Sie nehmen daher selbst augenscheinlich eine Veränderung von Fähigkeiten bewusst wahr.

Ob die Multitasking-Neigung selbst langfristig positiv oder negativ zu bewerten ist, ist noch offen:

„Die wachsende Besorgnis über das zunehmende Medien-Multitasking mit der Verbreitung des allgegenwärtigen Internetzugangs hat weitere empirische Studien zur Folge gehabt. Diese haben zu widersprüchlichen Ergebnissen geführt, wobei einige keine negativen Auswirkungen auf die Aufmerksamkeit fanden und andere darauf hindeuten, dass Medien-Multitasking sogar mit einer Leistungssteigerung bei anderen Aspekten der Kognition, wie der multisensorischen Integration, verbunden sein könnte. Dennoch scheint die Literatur insgesamt darauf hinzuweisen, dass diejenigen, die in ihrem täglichen Leben häufig und ausgiebig multitaskingfähig sind, bei verschiedenen kognitiven Aufgaben schlechter abschneiden als diejenigen, die dies nicht tun, insbesondere bei anhaltender Aufmerksamkeit. [...] Darüber hinaus sind sowohl die unmittelbaren als auch die

---

[184] Vgl. Kapitel 4.3.2.

chronischen Auswirkungen von Medien-Multitasking bei Kindern und Jugendlichen relativ unerforscht [...]"[185]

An dieser Stelle wird es spannend sein, welche Erkenntnis die Forschung in Zukunft bieten wird. Es bleibt zu hoffen, dass diese nicht nur negative Prämissen setzt, sondern dass auch Fragestellungen, wie z. B., ob Personen mit hohen Multitasking-Fähigkeiten sich vielleicht im hektischen und oft durch Personalmangel gekennzeichneten Pflegealltag, in dem viele Aufgaben von wenigen Menschen sehr schnell erledigt werden müssen, als stressresistenter erweisen, als These dienen werden. Das sei aber nur eine Anregung.

5.2.3.2 Non-lineares Denken

Informationsquellen werden nicht umfassend (linear) betrachtet, sondern, analog einer Suchmaschine, nach relevanten Schlüsselreizen durchsucht. Beispielsweise wird nicht ein Dokument komplett erfasst, sondern nach bestimmten, für die Fragestellung interessanten Begriffen gefiltert.[186] In der

---

[185] Textstellen wurden durch Autor übersetzt. Firth, Joseph et al.: The "online brain": how the Internet may be changing our cognition, in: World Psychiatry, Volume 18, Issue 2, 2019, 119–129.

[186] Moser, Hein: Einführung in die Medienpädagogik – Aufwachsen im digitalen Zeitalter, 6. Auflage, Berlin: Springer VS, 2019, S. 92.

Befragung, die für diese Arbeit durchgeführt wurde, geben 60 % an, dass sie zum Lösen einer wissenschaftlichen Aufgabe für Informationen oder Erklärungen oft oder sehr oft einen Text „scannen" und nach Signalwörtern suchen. Weitere 30 % wenden diese Technik gelegentlich an.[187]

Bei der generellen Informationssuche werden online die abschöpfenden Angebote von Verhaltenskapitalisten wie Google, Youtube präferiert, während beispielsweise Nachrichtenportale von TV-Sendern oder Zeitungen selbst weit hinter Twitter oder Facebook als Quelle zurückstehen müssen.[188] Auch die Befragung kann auf eine ähnliche Art und Weise gedeutet werden, denn hier liegen ebenfalls klare Präferenzen für diese Elemente vor.[189]

---

[187] Vgl. Kapitel 4.3.4.

[188] Medienpädagogischer Forschungsverband Südwest (Hg.): JIM-Studie 2019 – Basisuntersuchung zum Medienumgang 12–19-Jähriger, Baden-Württemberg: LFK, 2019, S. 43 f.

[189] Vgl. Kapitel 4.3.2.

5.2.3.3 Mobile Mediennutzung

Der Zugriff auf Informationen erfolgt überwiegend mobil und ortsungebunden. Am beliebtesten ist dabei das Smartphone.[190]

5.2.3.4 Multimodale Verarbeitung (Sprache, Ton, Bild)

Informationen werden über mehrere Sinneskanäle aufgenommen und die verschiedenen Verfahren erfahren eine sinnvolle Verknüpfung.[191] Das erklärt auch augenscheinlich die Vorliebe für Erklärvideos bei der Informationsbeschaffung, welche die Hitliste der Informationsquellen im Internet anführen:[192]

- o 83 % Videos bei Youtube
- o 58 % Wikipedia
- o 27 % Dokus und Wissenssendungen
- o 21 % Schulsendungen (TV und Internet)

---

[190] 93 % der Jugendlichen von 12 bis 19 Jahren besitzen ein Smartphone. Medienpädagogischer Forschungsverband Südwest (Hg.): JIM-Studie 2019 – Basisuntersuchung zum Medienumgang 12–19-Jähriger, Baden-Württemberg: LFK, 2019, S. 7.
In der Befragung waren es 100 %. Vgl. Kapitel 4.3.2.

[191] Moser, Hein: Einführung in die Medienpädagogik – Aufwachsen im digitalen Zeitalter, 6. Auflage, Berlin: Springer VS, 2019, S. 92.

[192] Medienpädagogischer Forschungsverband Südwest (Hg.): JIMplus-Studie – Lernen und Freizeit in der Corona-Krise, Baden-Württemberg, LFK, PowerPoint-Version, 2020, S. 10.

o   12 % Onlinebibliotheken der öffentlichen Büche-
    reien

o   8 % Online-Angebote von Bildungseinrichtungen

5.2.3.5 Kollaborative Zusammenarbeit

Für die Informationssuche wird auf die digitale Vernetzung oder
besser die verhaltenskapitalistischen Einbettungsmechanismen zurückgegriffen. Für jede Frage findet sich z. B. immer ein
realer oder virtueller Freund, eine Community oder auch ein Algorithmus. Die einsame Suche im Zimmer ist kein Kennzeichen
des Lernens im kollektiven Individualismus mehr.[193] Oder einfacher ausgedrückt: Der Homo stimulus weiß, wo und wie er
Ansprechpartner für jede Frage finden kann, und findet sie
auch.

5.2.3.6 Komplementäre Entwicklungen

Neben dem konkret zu benennenden Kompetenzwandel sind
darüber hinaus zahlreiche weitere Veränderungen zu beobachten, wie z. B.: die Steigerung der Fingerfertigkeiten – im Besonderen des Daumens und des Zeigefingers – durch intensive

---

[193] Moser, Hein: Einführung in die Medienpädagogik – Aufwachsen im digitalen
Zeitalter, 6. Auflage, Berlin: Springer VS, 2019, S. 92 f.

Smartphone-Nutzung[194], ein erhöhtes Reaktionsvermögen sowie ein verbessertes Sehvermögen durch schnelle Reize, beispielsweise beim Spielen von modernen Ego-Shootern.[195]

Dass es in diesem Bereich aber noch an einer umfassenden Forschung im Langzeitbereich mangelt, sei ergänzend erwähnt.

5.2.3.7 Fazit

In der Summe ist festzuhalten, dass es gewichtige Argumente dafür gibt, dass der Reizrahmen des kollektiven Individualismus grundsätzliche Kompetenzen und Fähigkeiten verschoben haben könnte:

- Lineares Denken,

- Konzentration auf eine Tätigkeit,

- individuelles, isoliertes Lernen an einem Ort oder

- die Dominanz des geschriebenen Textes

---

[194] Gindrat, Anne-Dominique et al.: Use-Dependent Cortical Processing from Fingertips in Touchscreen Phone Users, in: Current Biology, Volume 25, Issue 1, 2015, 109–116, unter: DOI: https://doi.org/10.1016/j.cub.2014.11.026.

[195] Schawn-Green, G. et al.: Improved Probabilistic Inference as a General Learning Mechanism with Action Video Games, in: Current Biology, Volume 20, Issue 17, 2010, 1573–1579, unter: DOI: https://doi.org/10.1016/j.cub.2010.07.040.

gehören vielleicht nicht der Vergangenheit an, sind aber zumindest auf dem Rückzug.[196] Hinzu kommen kleinere Fähigkeitsverschiebungen, die in der Summe Relevanz erzeugen könnten. Zwar sind die exakten Ausprägungen individuell und von weiteren Faktoren abhängig, allerdings ist eine Grundtendenz nachweisbar. Dies scheint auch die Stichprobe in dieser Arbeit zu bestätigen, die in keinem Punkt entscheidend von den Ergebnissen anderer Studien oder Erhebungen abweicht.

Für die Ausbildung bedeutet dies nichts weniger, als dass die Art und Weise, wie Lerninhalte erfolgreich vermittelt und aufgenommen werden können, tiefgehend hinterfragt und ggf. angepasst werden muss.

---

[196] Angelehnt an das Modell der Digital Immigrants, wobei diese Konzeption schlicht nicht generationenübergreifend begriffen wird.
Moser, Hein: Einführung in die Medienpädagogik – Aufwachsen im digitalen Zeitalter, 6. Auflage, Berlin: Springer VS, 2019, S. 90.

5.3 Biologische Folgen

Der Reizrahmen des kollektiven Individualismus hat, wie bereits angedeutet wurde, auch für die menschliche Biologie, die selbstverständlich nicht von der Psyche zu trennen ist, Folgen, denn die Konditionierung führt zu massiven Restrukturierungsprozessen im Gehirn, d. h., etwaige Anpassungen lassen sich untersuchen und messen.[197] Zwar war lange Zeit in den Neurowissenschaften umstritten, ob das Organ nach der Kindheit noch eine Entwicklung jenseits des eigenen Verfalls aufweist;[198] nach neuesten wissenschaftlichen Erkenntnissen besitzt es aber lebenslang die Fähigkeit, auf Lern- und Umwelterfahrungen mit einer Reorganisation, das heißt Anpassung auf molekularer, zellulärer oder auch neuroanatomischer Ebene zu reagieren. Diese Fähigkeit wird auch Neuroplastizität genannt.[199] Einfacher und zugleich als provokante These

---

[197] Beispielsweise mit funktioneller/struktureller Magnetresonanztomografie (fMRT/sMRT), moderner Elektroenzephalografie (EEG) oder Magnetenzephalografie (MEG). Sie kann auch durch Magnetstimulation (TMS) beeinflusst werden; vgl. Jäncke, Lutz: Neuroanatomie – Selbst ist das Hirn, in: Spektrum der Wissenschaft; Neuroplastizität – Formbares Gehirn, Ausgabe 09/2020m, Heidelberg: Spektrum der Wissenschaft Verlagsgesellschaft mbH, 2020, S. 5–15.

[198] Doidge, Norman: Neustart im Kopf – Wie sich unser Gehirn selbst repariert, 3. Auflage, Frankfurt am Main: Campus, 2017, S. 27 ff.

[199] Jäncke, Lutz: Neuroanatomie – Selbst ist das Hirn, in: Spektrum der Wissenschaft; Neuroplastizität – Formbares Gehirn, Ausgabe 09/2020m, Heidelberg: Spektrum der Wissenschaft Verlagsgesellschaft mbH, 2020, S. 5–15.

formuliert, könnte es möglich sein, dass der Homo stimulus eine andere Hirnstruktur aufweist als der moderne Mensch. Zwar gibt es eine Vielzahl an Studien, welche die Schlussfolgerung zulassen, dass z. B. Smartphones nachhaltig das Gehirn prägen[200] oder die nachhaltige Konfrontation mit bestimmten Reizen zu anatomischen Besonderheiten führen kann,[201] allerdings steht die Forschung an dieser Stelle noch am Anfang.[202]

---

[200] CME: Smartphone-Gebrauch prägt das Hirn, Ausgabe 5/2015, (2015), unter: DOI: 10.1007/s11298-015-1116-0red.

[201] Konkret gibt es beispielsweise Hinweise darauf, dass es bei Musikern mit absolutem Gehör Besonderheiten im auditorischen Kortex gibt oder dass sich bei Taxifahrern ein vergrößerter hinterer Hippocampus entwickeln kann, da dort das Gehirn die räumlichen Umgebungsinformationen abspeichert und diese für den Beruf besonders wichtig sind.

Quelle: Jäncke, Lutz: Neuroanatomie – Selbst ist das Hirn, in: Spektrum der Wissenschaft; Neuroplastizität – Formbares Gehirn, Ausgabe 09/2020m, Heidelberg: Spektrum der Wissenschaft Verlagsgesellschaft mbH, 2020, S. 12–13.

Es sei auch darauf hingewiesen, dass sich fast alle der in Kapitel 5.2.3 beschriebenen Phänomene im Gehirn auch nachweisen lassen.

[202] Wie Kapitel 3.3 zeigt, ist das auch nicht verwunderlich, denn das Zeitalter des kollektiven Individualismus ist noch ein junges. Ähnliches ist auch in vielen Studien zu lesen: *„Insgesamt ist diese frühe Phase der Einführung des Internets in unsere Gesellschaft eine entscheidende Phase für den Beginn einer rigorosen und umfassenden Forschung darüber, wie verschiedene Arten der Internetnutzung mit der menschlichen Kognition interagieren, um unsere Möglichkeiten zur Nutzung dieses neuen Werkzeugs auf vorteilhafte Weise zu maximieren, bei gleichzeitiger Minimierung der potenziell nachteiligen Auswirkungen."* Quelle: Firth, Joseph et al.: The "online brain": how the Internet may be changing our cognition, in: World Psychiatry, Volume 18, Issue 2, 2019, 119–129 (Text wurde durch Autor übersetzt).

Ist der Homo stimulus daher vielleicht doch auch eine Art biologisches Konzept und sollte in seiner Definition ergänzt werden? Das wird die Zukunft zeigen. Am Ende spielt es jedoch keine Rolle, ob eine generelle Veränderung angenommen werden darf oder nur eine partielle, denn in beiden Fällen ist von einer nachhaltigen Prägung auszugehen. Auszubildende in der Pflege des 21. Jahrhunderts sind daher vermutlich auch in ihren Hirnaktivitäten variabler als jene in der Vergangenheit.

5.4 Soziokulturelle Folgen

Das Zeitalter des kollektiven Individualismus wird, neben den individualisierenden Faktoren, von einer Erosion der gesellschaftlichen Milieus gekennzeichnet, die zugleich neue Konfliktlinien aufweist und Trennlinien verschärft.[203] Der Prozess des Zerfalls ist dabei ein stetiger und die gesellschaftlichen Strukturen werden sich weiter dynamisch verändern. Können Identitäts- und Verteilungsfragen, die immer wieder zu Milieukonflikten und Kämpfen führen, final gelöst werden, wäre von einer totalen Individualisierung, einem vollkommenen kollektiven Individualismus auszugehen, so aber wird die Erosion gehemmt, aber nicht aufgehalten.[204]

Für die Ausbildung in der Pflege bedeutet das, dass die Auszubildenden mehr denn je aus vielfältigen gesellschaftlichen Milieus mit teilweise unterschiedlichen Wertvorstellungen, Verhaltensweisen, Normen und Ansichten stammen und völlig unterschiedliche soziokulturelle Prägungen aufweisen können. In manchen Lehrbüchern zur Krankenpflegeausbildung spielt das

---

[203] Vgl. Kapitel 2.2.3.

[204] Herteux, Andreas: Erste Grundlagen des Verhaltenskapitalismus – Eine Bestandsaufnahme einer neuen Form des Kapitalismus, 11. Auflage, Erich von Werner Verlag, 2019, S. 198 ff.

oft keine oder nur eine untergeordnete Rolle.[205] Hier werden stattdessen beispielsweise gesellschaftliche Einteilungsversuche wie das Zwiebelmodell der sozialen Schichtung in Deutschland von 1974 vorgestellt, das Menschen nach Einkommen einteilt und ganz unten die Gruppe der „sozial Verachteten" kennt[206], das Klassenmodell von Karl Marx erläutert[207] oder aber zwar einen Wertewandel durch Selbstverwirklichung identifiziert, aber dann als Generationenkonflikt zwischen Jung und Alt interpretiert.[208] Die generelle gesellschaftliche Entwicklung scheint in der Lehre daher keinen großen Raum einzunehmen,[209] aber unabhängig davon, ob diese Vermutung zutrifft, ändert dies nichts an den realen Begebenheiten:

---

[205] Hier sollen zwei Bücher exemplarisch herausgegriffen werden, die an einer bayerischen Schule für Pflegeberufe an Schüler für die Abschlussklasse 2021 herausgegeben wurden und Aussagen über die Gesellschaft treffen. Während Theorien über den Menschen (z. B. Freud, Behaviorismus) in der Ausbildung präsent sind, scheint die Gesellschaft eine kleinere Rolle zu spielen. Zu den Büchern siehe die folgenden drei Fußnoten.

[206] Willig, Wolfgang/Kommerell, Tilman (Hg.): Psychologie, Sozialmedizin, Rehabilitation – Lehrbuch für die Ausbildung in der Krankenpflege, Verlag Willig, 2001, S. 43.

[207] Willig, Wolfgang/Kommerell, Tilman (Hg.): Psychologie, Sozialmedizin, Rehabilitation – Lehrbuch für die Ausbildung in der Krankenpflege, Verlag Willig, 2001, S. 44 f.

[208] Brinkmann, Klaus et al.: bayern@sozialkunde.de für berufliche Schulen, 3. Auflage, Hamburg: Verlag Handwerk und Technik GmbH, 2015, S. 91.

[209] Die Vermutung beruht auf der beschriebenen Stichprobe, vgl. vorherige Anmerkungen.

Die heutige Sozialisierung kennzeichnet sich durch eine neue Vielfalt, bei der eine Vielzahl von Selbstverständlichkeiten aufeinandertrifft, die sich teilweise auch inhaltlich widersprechen können. Sie darzustellen und einzuordnen muss Teil des Unterrichtsstoffes sein, schon um dem Ausbildungsziel der Selbstreflexion gerecht werden zu können, aber auch um die Verhaltensweisen von betreuten Patienten dauerhaft besser einschätzen zu können.

Die Ausbildung steht darüber hinaus an dieser Stelle vor der großen Herausforderung, aus einer Vielzahl von Prägungen eine Einheit zu schaffen, die homogen angesprochen werden kann.

5.5 Zusammenfassung

Der Auszubildende ist Mittelpunkt einer jeden Ausbildung. Im Grunde genommen eine Floskel, aber gerade in einem Berufsfeld, das sich durch hohe Abbrecherquoten und einen eklatanten Bedarf an Fachkräften kennzeichnet, nicht oft genug zu betonen. Wie bereits in Kapitel 3.3 gezeigt wurde, sollte eine mangelnde Nachfrage, in diesem Fall wäre es die der Jugendlichen nach einer entsprechenden Ausbildung, zu erhöhten Aktionen der Anbieter führen, um das Gut entsprechend attraktiv zu machen. Allerdings nicht nur vor Antritt, sondern auch während der Lehre. In der wirtschaftlichen Entwicklung hatte dies Anpassungen an die Bedürfnisse der Kunden zur Folge und auch in diesem Fall erscheint dies dringend notwendig. Um derartige aber vornehmen zu können, ist es wichtig zu erkennen, dass der Auszubildende im Zentrum eines Reizrahmens steht, der vielfältigen Einfluss auf diesen ausübt. Dieser konditioniert ihn nicht nur, sondern prägt auch Identität, Lernstrategien und Kompetenzen nachhaltig. Nicht nur die Psyche, sondern auch die Strukturen im Gehirn. Der neue Auszubildende ist „anders" und die Tendenz zum Homo stimulus erkennbar.

Neben den individuellen Aspekten ist eine Auflösung von gesellschaftlichen Strukturen messbar, die zur parallelen Existenz von verschiedenen Lebenswirklichkeiten mit unterschiedlichen Normen, Wertvorstellungen und Handlungsweisen geführt haben.[210] Eine Homogenität, auf deren Basis erfolgreich gelehrt werden kann, ist daher auch aus dieser Perspektive nicht immer vorauszusetzen.

Für die Ausbildung bedeutet das nichts weniger, als dass sie sich auf eine neue Zeit einstellen und entsprechende pädagogische Konzepte entwickeln muss, um weiterhin erfolgreich die Inhalte der Ausbildung vermitteln zu können. Erste Anregungen für diese sollen die nächsten Seiten liefern.

---

[210] Vgl. Kapitel 2.2.3.1.

6. Maßnahmen

„Der Mensch hat dreierlei Wege klug zu handeln: durch Nach-
denken ist der edelste, durch Nachahmen der einfachste,
durch Erfahrung der bitterste."

Konfuzius

Die Welt hat sich verändert und mit ihr auch der Mensch.
Schneller, dynamischer, evolvierter – das Zeitalter des kollektiven Individualismus stellt das Individuum vor vielfältige
Herausforderungen, bietet aber auch Chancen. Gleiches gilt für
die Ausbildung im Pflegebereich, die durch den Einzelnen ausgefüllt und damit ebenso mitgeprägt wird. Auch sie muss sich
anpassen, um langfristig den qualitativen und quantitativen Bedarf an Kräften garantieren zu können. Doch auf welche Art und
Weise? Zu dieser drängenden Frage möchten die folgenden
Seiten einen ersten Beitrag leisten und entsprechende Anregungen offerieren.

Der Abschnitt zu möglichen und diskutierbaren Maßnahmen
konzentriert sich dabei auf die Forschungsfrage. Grundsätzli-
che Probleme der Pflege, die weit über diese hinausgehen, wie
z. B. die demografische Entwicklung, sind dagegen, so sehr sie

auch eine entsprechende Aufmerksamkeit verdienen würden, nicht Teil dieses Kapitels. Das ändert jedoch nichts daran, dass die entsprechenden Vorschläge auch Anregungen für andere große Fragen bieten können, denn für ein Werk, das stetige Wechselwirkungen propagiert und mit Überzeugung vertritt, erscheint Derartiges nur logisch, beinahe zwingend. Insgesamt werden an dieser Stelle fünf konkrete Handlungsempfehlungen für den Umgang mit den Herausforderungen eines neuen und komplexen Zeitalters abgegeben:

- Reizrahmenorientierte Pflegeausbildungsevaluierung (RoPav)
- Einbau des kollektiven Individualismus in den Unterricht
- Anpassung der Ausbildung an den Homo stimulus
- Einführung eines Pflegeausbildungsbelohnungssystems (PABS)
- Reizrahmenorientiertes Pflegeausbildungsmarketing (RoPam)

Am Ende mag der Dreiklang „beobachten, verstehen und verändern" gelten. Jeder Vorschlag bleibt dabei ein offener, der erweitert, verändert, ergänzt sowie grundsätzlich kritisch diskutiert werden kann und muss.

6.1 Reizrahmenorientierte Pflegeausbildungsevaluierung (RoPav)

Im Rahmen der Untersuchung wurde eine qualitative Befragung durchgeführt und auf zahlreiche weitere Forschungsergebnisse verwiesen. Diese geben erste Hinweise darauf, wie sich das Zeitalter des kollektiven Individualismus auf das Verhalten, die Persönlichkeit und die Kompetenzen der tatsächlichen und potenziellen Auszubildenden in der Pflege auswirkt. Trotzdem ist das Feld selbst noch in weiten Teilen unbestellt, d. h. unerforscht. Zwar gibt es, wie auch das 5. Kapitel darlegt, zahlreiche Untersuchungen in diese Richtung, allerdings handelt es sich primär um einzelne Stichproben bzw. Erhebungen allgemeiner Natur[211] oder solche, die andere Forschungsfragen in den Mittelpunkt rücken.[212] Um die Veränderungen aber umfassend beobachten und auswerten zu können, scheint es angebracht zu sein, sie permanent sowie spezifisch zu evaluieren.

Der sinnvollste Weg wäre es, Derartiges fest in den theoretischen Unterricht zu integrieren und nicht als externe

---

[211] Typisch hierfür sind allgemeine Jugendstudien, wie jene, die im Laufe dieser Arbeit mehrfach zitiert wurden.

[212] Beispielsweise solche, die auf die Zufriedenheit des Pflegepersonals abzielen.

Maßnahme umzusetzen. Die Auszubildenden in der Pflege werden explizit im Bereich der Psychologie unterrichtet. Begriffe wie „operante Konditionierung" oder „Behaviorismus" sind feste Bestandteile des Unterrichts und auch Prüfungsthema.[213]

Warum daher die Lehrveranstaltungen nicht nutzen, um die Auswirkungen des kollektiven Individualismus konstant abzufragen und die Ergebnisse elektronisch (anonym) in eine zentrale Datenbank zu übertragen? Auf diese Art und Weise könnten Kompetenzverschiebungen, Einstellungen oder Verhaltensmuster jederzeit näher, aktuell und umfassend ausgewertet werden. Der in dieser Arbeit genutzte Fragebogen kann hier als eine Grundlage dienen, die allerdings noch umfangreich erweitert werden müsste.

Es ist auch daran zu denken, das medizinische Umfeld sowie die Expertise der Auszubildenden zu nutzen, um im gleichen Rahmen bei ausgesuchten Freiweilligen die Gehirnstruktur zu dokumentieren, damit umfassendes Vergleichsmaterial über viele Jahre zu schaffen und ggf. Anpassungen daraus ableiten

---

[213] Beispiel: Thieme Verlag (Hg.): Pflegeexamen Kompakt, 2. Nachdruck, Stuttgart: Thieme, 2019, S. 46 ff.

zu können. In der Summe würde sich damit ein Bild zeichnen, auf das stetig reagiert werden könnte.

Dieses Vorgehen darf aber nicht einseitig, d. h. lediglich auf der Seite der Auszubildenden erfolgen, sondern auch der Bedarf an Kompetenzen und Fähigkeiten muss sich einer zielgerichteten Evaluierung unterwerfen. Der kollektive Individualismus wurde durch einen Zeitenwandel eingeleitet. Ein wesentlicher Faktor dieses Zeitenwandels ist der technologische Fortschritt, der auch in der Pflege vor einer sprunghaften Entwicklung steht und zum heutigen Zeitpunkt in seiner Dynamik wohl nur erahnt werden kann. Es scheint jedoch absehbar, dass die Digitalisierung die Einrichtungen der Pflege spätestens in den nächsten 5–10 Jahren erreichen und innerhalb von wenigen Jahrzehnten den Berufsalltag auf eine völlig neue Art und Weise prägen wird:

Pflegeroboter, automatisierte, ganzheitliche Systeme, Nanotechnologie, neue Behandlungsmethoden sowie Therapien und noch vieles mehr – alles, was heute vielleicht noch weit weg wirkt, ist eines Tages Teil einer Routine. Das wird wiederum auch Pflegepersonal benötigen, das mit den mannigfaltigen Möglichkeiten einer neuen technologischen Wirklichkeit vertraut ist und sie auch beherrscht. So wie sich die

Arbeitsplätze in Fabriken in vielen Fällen von der monotonen körperlichen Arbeit, in mehreren Modernisierungswellen, zur Überwachung von maschinellen Vorgängen mit gelegentlichen Eingriffen entwickelt haben, so ist es, wenngleich nicht in allen Bereichen, grundsätzlich auch in der Pflege denkbar.

Wer vermag es zu sagen, wie der Arbeitsalltag des Pflegers im Jahr 2035 aussehen wird? Sicher niemand exakt, aber die verantwortlichen Stellen müssen bemüht sein, dies zumindest abzuschätzen, und entsprechende Abgleiche vornehmen. Die technologischen Grundlagen für die Hightechpflege wurden bereits gelegt. Transformationsprozesse in anderen Bereichen, die als Best-Practice-Beispiele dienen können, sind vorhanden. Sicher ist, dass es dafür neue Kompetenzen und Fähigkeiten brauchen wird. Wer weiß, vielleicht ist der Homo stimulus nur ein wenig seiner Zeit voraus?

Es erscheint daher ratsam, sowohl die Seite des Angebotes an Kompetenzen als auch die des künftigen Bedarfs konstant zu beobachten, abzugleichen, auszuwerten und an dieser Stelle auch eine Lenkungsfunktion zu übernehmen.

6.2 Einbau des kollektiven Individualismus in den Unterricht

Neben der stetigen Evaluierung mutet es zwingend an, den kollektiven Individualismus und dessen Auswirkungen im theoretischen Unterricht lebendig sowie praxisorientiert zu verankern.

Das wäre einerseits im Sinne der Schüler, die sich so selbst leichter einordnen können,[214] aber andererseits auch in dem derjenigen, die sie befähigen, um eine mögliche Lücke zwischen Verhaltenserwartungen und Realität zu verkleinern sowie eine gemeinsame Kommunikationsbasis zu finden.

Dass dies notwendig ist, zeigen die hohen Ausbildungsabbruchquoten und die generelle Unzufriedenheit der Pflegekräfte, die in den vorherigen Kapiteln und auch durch die qualitative Befragung der Auszubildenden vorgestellt wurden.

Die Dringlichkeit leitet sich zudem aus dem zentralen Objekt und Mittelpunkt der Pflege ab: dem Menschen, denn auch der künftige Patient lebt im Zeitalter des kollektiven Individualismus, ist dessen Einflüssen ausgesetzt und verändert daher

---

[214] Der Bereich der Selbstreflexion nimmt – zumindest bei der auslaufenden Prüfung zum Gesundheits- und Krankenpfleger – in der praktischen Prüfung einen hohen Stellenwert ein und ist auch Teil des Lehrplans.

seine Ansprüche, sein Verhalten und seine Bedürfnisse. Mag es auch aufgrund der Altersstrukturen der Pflegebedürftigen womöglich noch etwas dauern, bis der Homo stimulus mehrheitlich die Krankenhausbetten und Altenheime bevölkert, so ist es trotzdem unaufhaltsam.

Warum den Auszubildenden daher das notwendige Rüstzeug verweigern? Ein derartiges Vorgehen setzt allerdings umfassende Kenntnisse der Lehrkräfte über den kollektiven Individualismus in Themen voraus, wie z. B.:

- Prinzipien des Verhaltenskapitalismus
- Plastizität des Gehirns
- Neue Medien
- Nutzungsstatistiken
- Präferiertes Freizeitverhalten
- Arbeitsweisen
- Homo stimulus
- Reizgesellschaft und Reizrahmen
- Gesellschaftliche Veränderungen
- Milieukampf und Milieukonflikt
- Moderne Identifikationsdissonanz

Es würden daher umfangreiche Workshops, reformierte Lehrpläne und Materialien benötigt werden, die Ausbildung auch in dieser Hinsicht zukunftsfest zu gestalten.

6.3 Anpassung der Ausbildung an den Homo stimulus

Der Auszubildende steht im Zentrum der Ausbildung. Dieser Satz kann nicht oft genug betont werden. Es sei daher empfohlen, die Lehre an die Kompetenzen und Fähigkeiten der künftigen Pflegekräfte anzupassen, soweit dieses Vorgehen das Ausbildungsziel nicht gefährdet. Einen Anhaltspunkt hierfür bietet die qualitative Befragung, die ganz konkret Maßnahmen der Umstrukturierung abgefragt hat und folgende Ergebnisse bietet:

- Neue Medien sollten ein selbstverständlicher Teil des theoretischen Unterrichts werden. Damit würde der multimodalen Verarbeitungsweise Rechnung getragen. Oft überwiegt an dieser Stelle aber noch der reine Frontalunterricht, der überwiegend auf verbale Kommunikation setzt und ggf. mit einigen optischen Variationen angereichert wird. Der Einbau von z. B. Erklärvideos wäre ein solches Beispiel. Es scheint möglich, das generelle Interesse so erhöhen zu können.

Zweifelsfrei mangelt es an dieser Stelle nicht an Ideen sowie Ankündigungen, wohl aber an einer technologischen und pädagogisch-qualitativen Umsetzung.

- Um die neuen Medien in einem angemessenen Rahmen nutzen zu können, ist daher sofort eine Modernisierung der Ausstattung, wie z. B. die selbstverständliche Ausgabe von Tablets, unumgänglich. Die Pflegeschulen müssen flächendeckend digitalisiert sein.

- Die Auszubildenden bevorzugen für Informationen oder Prüfungsfragen häufig Nachschlagewerke, die schnell sowie überall einsehbar sind und in knapper Form das Wichtigste zusammenfassen. Es sei daher empfohlen, ein PflegeWiki, das diese Anforderungen erfüllt, zu entwickeln und den Schulen zur Verfügung zu stellen. Dies würde dem häufig nichtlinearen Denken und den Multitasking-Fähigkeiten der Nutzer maximal entgegenkommen. Umso einheitlicher, umso besser.

- Gleichfalls sollten herausgegebene Unterrichtsmaterialien durch die Lehrkräfte diese Eigenschaften erfüllen.

Auch an dieser Stelle sollte eine gewisse Homogenität in den Mittelpunkt rücken.

- Für Tests und Prüfungen könnte noch mehr als bisher auf das Multiple-Choice-Verfahren umgestellt werden.

- In der praktischen Ausbildung sollten die neuen Kompetenzen und Fähigkeiten gezielt eingesetzt werden. Ein Beispiel hierfür wäre die Nutzung von internen Pflegeorganisationssystemen, bei denen weniger die Funktionspflege im Mittelpunkt steht, dafür weitaus mehr die Bereichs- oder Bezugsversorgung.[215] Letztere käme der Konditionierung auf schnelle Reize oder den Multitasking-Fähigkeiten voraussichtlich mehr entgegen als das längerfristige Ausüben einer einzigen Funktion, was schnell in Monotonie umschlagen könnte.[216] Die Auszubildenden würden so immer wieder mit neuen Patientenreizen konfrontiert und nicht mit der Langeweile der Funktion.

---

[215] Die Unterscheidung bei diesen Konzepten ist zwar theoretischer Natur, trotzdem spielt die Funktionspflege gerade für Berufsanfänger eine zentrale Rolle.
Zu den Konzepten: Thieme Verlag (Hg.): Pflegeexamen Kompakt, 2. Nachdruck, Stuttgart: Thieme, 2019, S. 73 f.

[216] Die – für jeden Auszubildenden wohl bekannteste – Funktion ist wohl das Waschen.

Im theoretischen Unterricht lassen sich viele Anpassungen an den Homo stimulus standardisieren und vereinheitlichen. In der Praxis, die zweifellos mehr von den bekannten Problemen wie Personalmangel oder Überlastung tangiert wird und damit weniger sicher geplant werden kann, wäre zumindest die Bevorzugung bestimmter Arbeitsorganisationsformen denkbar.

Die vorliegende Liste an Einzelmaßnahmen lässt sich zweifelsfrei noch verlängern sowie optimieren. Zudem sind sie Vorschläge eines frühen Stadiums, das noch keine umfangreiche Evaluierung, wie sie in diesem Kapitel gefordert wird, aufweist. Zentral bleibt jedoch immer, dass sich die Ausbildung an ein Individuum, das mit den Einflüssen des kollektiven Individualismus konfrontiert wird, anpassen sollte.

6.4 Einführung eines Pflegeausbildungsbelohnungssystems (PABS)

Mit dem Zeitalter des kollektiven Individualismus hat die Entwicklung des Individualismus einen neuen, sich immer weiter intensivierenden Höhepunkt erreicht. Verhaltenskapitalistische Einbettungsmechanismen und eine stetig mit Stimuli wirkende Reizgesellschaft machen den Einzelnen zum König in der eigenen Welt. Demgegenüber steht die gesellschaftliche Rolle, eine zweite Identität. Weichen diese beiden Wirklichkeiten voneinander ab, kann eine Identifikationsdissonanz auftreten, unter der die Person nachhaltig leidet. Dieser Leidensdruck wird umso größer, je weniger sich das Selbstempfinden als Individuum und als Angehöriger einer gesellschaftlichen Lebenswirklichkeit in Einklang bringen lässt.

Übertragen auf die Pflegeausbildung könnte die Diskrepanz, die zwischen der Rolle, die durch Einbettungsmechanismen geschaffen wurde, und der als Auszubildender entsteht, die bestehenden Unzufriedenheiten – die bereits vorgesellten Untersuchungen sprechen hier eine deutliche Sprache[217] – auf

---

[217] Und diese haben nur begrenzt etwas mit dem neuen Zeitalter des kollektiven Individualismus zu tun, sondern bestanden und bestehen schon seit vielen Jahren.

Dauer vergrößern und letztendlich – im schlimmsten Fall – zur Berufsaufgabe führen.

Dies ließe sich durch die Einführung eines Pflegeausbildungsbelohnungssystems (PABS) ändern.[218]

Die Welt des Verhaltenskapitalismus und der Reizgesellschaft arbeitet unter anderem mit operanter Konditionierung, bietet demnach für viele Reizreaktionen eine Belohnung. Diese Konditionierung ist prägend und sollte auch für die Ausbildung genutzt werden. Was spräche daher dagegen, ein System für die Ausbildung zu entwickeln, bei dem bestimmte Erfolge oder Meilensteine automatisch Punkte auf einem virtuellen Konto generieren, die wiederum für Sach- oder Geldprämien eingelöst werden können? Wichtig dabei wäre allerdings:

- Die unmittelbare, schnelle Belohnung einer Handlung, da dies der Konditionierung entsprechen würde.

---

[218] Wichtig dabei ist das Verständnis als systematisches Konzept. Vereinzelte Belohnungsaktionen gibt es immer wieder. Beispielsweise werden die Absolventen des Jahrganges 2021 in Bayern den Sommerpass Bayern 2021 erhalten; allerdings wird die Aktion mit den besonderen Herausforderungen der Corona-Pandemie begründet.

- Das häufige Auftreten, d. h., es darf keine Ausbildungs-woche, am besten kein Tag, ohne positive Bestätigung vergehen.

- Ähnliche Interfaces und Mechanismen zu benutzen, um bei den Auszubildenden schon in Gedanken eine Ver-knüpfung zum Gewohnten entstehen zu lassen.

- Die rundum positive Darstellung des PABS. Es muss überzeugend vorgestellt und „gelebt" werden.

Im Grunde genommen geht es um eine Form der Einbettung, wie sie im Verhaltenskapitalismus selbstverständlich etabliert wurde. Aber warum nicht einen Mechanismus adaptieren, wenn er hilfreich und dem guten Zweck dienlich ist?[219] Wie könnte ein derartiges System in der Praxis aussehen? Vielleicht helfen einige Beispiele, um einen grundsätzlichen Eindruck eines PABS zu vermitteln:

---

[219] Es gibt selbstverständlich auch Beispiele für derartige Systeme, bei denen sich der gute Zweck zumindest hinterfragen lässt. Eines davon wäre das Sozialkredit-System der Volksrepublik China. Grundsätzlich sind Mischungen aus libertärem Paternalismus und operanten Konditionierungskonzepten aber völlig normale wirtschaftliche oder politische Mechanismen. Das heißt wiederum aber nicht, dass sie ihre jeweiligen Zielsetzungen auch erreichen.

- Je besser eine Note in einem Test, desto höher die Punktezahl für die Prämien, allerdings sollte jede davon eine Mindestpunktzahl generieren.
- Der Abschluss von ergänzenden E-Learning-Angeboten erhöht den Kontostand.
- Analog sollten spielerische Lernformen, z. B. Quiz, die auf schnelle Reaktionen setzen, eingesetzt werden.
- Besonders originelle Mitarbeit im Unterricht könnte unmittelbar belohnt werden.
- Jeder Tag in der Einrichtung wird, ggf. durch den Stationsleiter oder Praxisanleiter, bepunktet. Dabei sollte der Auszubildende selbstreflektierend vortragen, was ihm gut oder weniger gut gelungen ist. Er erhält so ein sofortiges Feedback und verknüpft es mit einer Belohnung. Hektische, überlastende Tage fallen so weniger ins Gewicht, denn die Schicht endet mit einem positiven Erlebnis.
- „Wachsende Punkte" in den Praxiseinsätzen, bei denen die Erfüllung des Dienstplanes mit täglich steigenden Prämien belohnt wird, könnten Krankmeldungen reduzieren.
- Anstatt Geldleistungen könnten auch konkrete Ziele wie Urlaubs- oder Führerscheinfinanzierungen gesetzt

werden. Der Kreativität sind an dieser Stelle nur durch das Budget Grenzen gesetzt.

Das wären nur einige Beispiele, wie ein solches PABS wirken könnte. Dass es hierfür einer entsprechenden technischen Infrastruktur bedarf, ist selbsterklärend, sollte aber in Zeiten des kollektiven Individualismus keine große Schwierigkeit darstellen. An dieser Stelle kann ein solcher Belohnungsapparat aber lediglich angeregt, nicht ausgearbeitet werden.

In der Summe könnte ein Pflegeausbildungsbelohnungssystem einer Identifikationsdissonanz entgegenwirken und die Zufriedenheit des Auszubildenden massiv steigern.

6.5 Reizrahmenorientiertes Pflegeausbildungsmarketing (RoPam)

Unter Pflegeausbildungsmarketing versteht man alle Aktivitäten eines Pflegeausbildungsträgers sowie der zuordenbaren staatlichen sowie privaten Stellen,[220] um die Besetzung von Pflegeausbildungsstellen durch Integration, Werbung,

---

[220] Beispielsweise des Bundesministeriums für Familie, Senioren, Frauen und Jugend oder sonstiger Pflegeorganisationen (z. B. DPO).

Beobachtung, Orientierung und Lenkung des Marktes sowie durch Optimierung der eigenen Strukturen und Darstellung nach innen und außen über die gesamte Ausbildungszeit zu fördern.[221]

Realistisch betrachtet ist auf diesem Markt das Angebot an Lehrstellen weitaus größer als die Nachfrage. Daraus folgt, dass die Pflegekräfte der Zukunft, neben den üblichen Segmentierungsvariablen,[222] noch differenzierter angesprochen werden müssen. Hierfür sollten folgende Gedanken berücksichtigt werden:

- Gesellschaftliche Veränderungen berücksichtigen!
  - o Jede Lebenswirklichkeit braucht eine spezifische Ansprache, die aber, und hier liegt die Schwierigkeit, bei anderen Milieus abschreckend wirken könnte.

---

[221] Diese Definition wurde für diese Arbeit entwickelt und lehnt sich an allgemeine Begriffserklärungen – die einzige wahre, unumstrittene Erläuterung gibt es in diesem Bereich nicht – des Marketings an. Vgl. für unterschiedlichste Interpretationen auch: Meffert, Heribert et al.: Marketing: Grundlagen marktorientierter Unternehmensführung, 12. Auflage, Wiesbaden: Springer, 2014, S. 11 ff.

[222] Es gibt mannigfaltige Möglichkeiten, einen Markt bzw. die Zielgruppe zu unterteilen, um am Ende homogene Gruppen zu erhalten, die gleich oder zumindest ähnlich auf die Variablen des Marketing-Mix reagieren. Das typische Beispiel wären wohl demografische Faktoren wie das Geschlecht oder das Alter.

- Milieukämpfe und Konflikte sind zu berücksichtigen.
- Berücksichtigung des modernen Reizrahmens!
  - Um den Homo stimulus zu erreichen, sollte dessen Reizrahmen in den Mittelpunkt rücken.
  - Beachtung der modernen Identifikationsdissonanz.
- Nutzung von verhaltenskapitalistischen Ansätzen!
  - Ziel ist es, in die Lebenswirklichkeit des Individuums vorzudringen.
  - Einbettungsmechanismen gezielt bespielen.
  - Präferierte Medienkanäle des Zielpublikums kennen und nutzen.

Zweifellos gibt es bereits zahlreiche Versuche, zumindest Teilen dieser Kriterien auch gerecht zu werden. Ein weniger positives, aber viel beachtetes Beispiel für eine solche Einzelmaßnahme ist „Ehrenpflegas" (sic!), eine Produktion des Bundesministeriums für Familie, Senioren, Frauen und Jugend.[223] Das Format, eine 5-teilige Miniserie mit jeweils 5–7 Minuten Laufzeit pro Folge, soll direkt Jugendliche ansprechen und zur

---

[223] Vgl. offizieller Youtube-Kanal des BMFSFJ: https://www.youtube.com/watch?v=UTfzX03z4r4& [zuletzt abgerufen am 28.07.2021].

Aufnahme einer Ausbildung im Pflegebereich animieren. Beworben wurden die Clips primär über soziale Medien wie Facebook oder Instagram. Hauptabrufort ist seit Oktober 2020 Youtube. Hat die erste Folge noch 2,5 Millionen Aufrufe, so sind es bei der fünften nur noch knapp 280 000.[224]

Dieser Rückgang hat auch seine Gründe. Formal wird mit der knappen Laufzeit, schnellen Schnitten, kurzen Dialogen und durch die Präsenz in den beliebtesten Medien vieles richtig gemacht. Inhaltlich dafür umso mehr falsch, denn bereits die erste Folge zeichnet ein Bild der Zielgruppe, das deutlich macht, dass man diese weder kennt noch verstanden hat. Aus jungen Menschen mit neuen Kompetenzen und Fähigkeiten werden Klischeefiguren mit Smartphone-Fetisch und teilweise hedonistischen Zielsetzungen. Dieses Spaß suchende Milieu, man erinnere sich an das 2. Kapitel, existiert. Es aber in der ersten Folge in den Mittelpunkt zu rücken und als repräsentativ für eine Generation zu zeichnen ist bestenfalls unglücklich. Es provoziert zudem stark die Ablehnung durch andere Lebenswirklichkeiten, die derartige Normen nicht teilen, und schafft es auch nicht, in die Lebenswirklichkeit des Einzelnen

---

[224] Stand: Juli 2021.

vorzudringen oder gar verhaltenskapitalistische Einbettungsmechanismen zu nutzen.

Folgerichtig geriet die Serie medial und im Besonderen beim
Pflegepersonal sowie bei Pflegeorganisationen schnell massiv
in die Kritik und wurde abgelehnt.[225]

Aus jedem noch so misslungenen Beispiel lässt sich allerdings
etwas ableiten: Passgenaues RoPam ist wichtig, es muss allerdings seine Zielgruppen nicht nur kennen, sich nicht nur auf
diese ausrichten, sondern sie auch ernst nehmen. Oder auf den
Punkt gebracht: Es bleibt unumgänglich, den kollektiven Individualismus und seine Einflüsse zu verstehen.

---

[225] Focus (20.10.2020): Kritik gegen „Ehrenpflegas" – Ministerin Giffey will Pfleger feiern und scheitert mit bizarrer Video-Serie grandios, unter:
https://www.focus.de/politik/deutschland/kritik-gegen-ehrenpflegas-ehrenpfle-
gas-videoserie-von-familienministerin-giffey-trifft-shitstorm_id_12541632.html
[zuletzt abgerufen am 28.07.2021].

6.6 Zusammenfassung

Das Zeitalter des kollektiven Individualismus und der Umgang mit diesem stellen die Pflegeausbildung vor neue, große Herausforderungen. Unaufhaltsam, mit unübersehbaren Zeichen. Die beginnende Epoche wird jedoch nicht darauf warten, bis die zuständigen Stellen Zeit und Muße finden, sich ihr zu widmen, sondern, wie es in der Weltgeschichte nun einmal so üblich ist, schlicht wirken. Eine Konfrontation ist daher unausweichlich, die einzige Frage ist, ob nur noch reagiert oder noch gestaltet werden kann. Das freie Handeln sollte an dieser Stelle bevorzugt werden, und um es zu gewährleisten, wurden einige Maßnahmen vorgestellt, die in kürzester Zeit umgesetzt werden könnten, um mit ihnen dringend notwendige Anpassungsvorgänge vorzunehmen:

- Reizrahmenorientierte Pflegeausbildungsevaluierung (RoPav)
- Einbau des kollektiven Individualismus in den Unterricht
- Anpassung der Ausbildung an den Homo stimulus
- Einführung eines Pflegeausbildungsbelohnungssystems (PABS)
- Reizrahmenorientiertes Pflegeausbildungsmarketing (RoPam)

Gewiss alles nur erste Steine für das Fundament. Kritisierbar, ggf. verbesserungswürdig, teilweise vielleicht zu verwerfen. Und doch beginnt jeder noch so lange Marsch mit den ersten Schritten. Entweder jetzt, parallel zu den Entwicklungen, oder der Wirklichkeit stets hinterherhechelnd und sie unter Umständen nie mehr erreichend. Noch gibt es eine Wahl.

7. Zusammenfassung und Ausblick

„Die Zukunft ist noch nicht geschrieben, wenngleich die Weichen auch gestellt sein mögen."

Der Wandel ist ein stetiger Teil des Lebens, doch selten in der Geschichte der Menschheit weist er eine solche Dynamik und Schnelligkeit auf. Ein neues Zeitalter ist angebrochen, das des kollektiven Individualismus.

Dieses Werk bemüht sich, diese neue Periode einzuordnen, zu strukturieren, in ihren Grundlagen darzulegen und sie anschließend auf ein sehr spezielles Feld, das der Ausbildung in der Pflege, zu übertragen.

Bereits Ersteres ist ein schwieriges Unterfangen, da Epochen in der Regel erst aus der Retroperspektive vollumfänglich erfasst werden können, aber ein notwendiges, um einerseits Konsequenzen aufzuzeigen und Handlungsempfehlungen abzuleiten, andererseits aber auch, damit es möglich wird, Veränderungen, die vielfach in der wissenschaftlichen Betrachtung bisher lediglich als einzelne Phänomene beschrieben werden, begrifflich zu standardisieren und zu vereinheitlichen.

Ob es überhaupt möglich sein kann, beispielsweise einen evolvierten psychologischen Mechanismus (EPM) bereits während der Anpassungsleistung zu erkennen? Dafür muss Wagnis eingegangen und akzeptiert werden, dass ein solcher Versuch, der sich auf neue Begriffe, wie Zeitenwandel, Verhaltenskapitalismus, moderne Reizgesellschaft, Milieukampf oder Homo stimulus, stützt, immer Kritik und Diskussion nach sich ziehen wird. Das soll er auch, denn nur die lebendige Debatte schlägt aus dem rauen Stein all jene Ecken und Kanten, alle Irrtümer und Fehlinterpretationen heraus, die für eine vollkommenere Betrachtung notwendig sind.

Am Ende mag vielleicht über einzelne Definitionen gestritten werden, nicht jedoch über die beschriebenen Wirkungen, die gravierenden Einfluss auf das Individuum, dessen Verhalten, Kompetenzen und Persönlichkeit nehmen. Sie existieren, und sie zu ignorieren würde bedeuten, die Wirklichkeit zu verkennen und die Möglichkeit der Gestaltung zu vergeben.

Dieses Werk hat versucht, besagten Einfluss mit einer Verengung des Blickes auf die Ausbildung in den Pflegeberufen darzulegen. Der Fokus lag dabei auf der deutschen Variante, die in einem separaten Kapitel vorgestellt und in Bezug zum Reiz-rahmen gesetzt wurde. Allerdings lassen sich die Erkenntnisse, soweit denn der Leser welche gefunden haben mag, auch auf Entwicklungen jenseits der teutonischen Einflusssphäre hinaus übertragen.[226]

Um den tatsächlichen Einfluss darzustellen sowie Folgen und Maßnahmen abzuleiten, wurde eine konkrete qualitative Befra-gung von Auszubildenden in der Pflege durchgeführt und mit anderen wissenschaftlichen Produktionen zusammengeführt, um ein umfangreiches Bild der Auswirkungen des neuen Zeit-alters darstellen zu können. Das Ergebnis war die grundsätzli-che Bestätigung der These der Veränderung des Individuums in Verhalten, Kompetenzen und Persönlichkeit.

Den Abschluss bilden Vorschläge für einzelne Maßnahmen, um das neue Individuum, den Homo stimulus und die Pflege-ausbildung in Einklang zu bringen. Auch hier lässt sich jede ein-zelne Variante diskutieren, doch sollte dabei nicht die Natur

---

[226] Es handelt sich um globale Phänomene. Vgl. umfangreiche Darstellung in: Herteux, Andreas: Grundlagen gesellschaftlicher Entwicklungen im 21. Jahrhun-dert: Neue Erklärungsansätze zum Verständnis eines komplexen Zeitalters, 4. Auflage, Karbach: Erich von Werner Verlag, 2020.

dieses Werkes verkannt werden. Es ist, wie die momentane Phase des kollektiven Individualismus, nur ein Auftakt.

Die neue Epoche steht erst an ihrem Anfang und demnach haben all jene Kräfte und deren Wirkungsweisen, die auf den letzten Seiten beschrieben wurden, erst die ersten Schritte zurückgelegt und werden sich noch vielfach intensivieren. Manchem mag bereits die Entwicklung der letzten beiden Jahrzehnte zu schnell und gewaltig sein und doch ist das nur ein Vorspiel. Mit einer Metapher ausgedrückt, ist die Dampfmaschine entwickelt, die industrielle Revolution wird aber noch folgen.

Die neue Ära wird dabei mehrere Phasen erleben. Heute stehen wir gerade erst am Beginn, aber seit Längerem werden bereits neue Ausformungen der individualisierten Wirklichkeit diskutiert. Ein Metaversum,[227] das Online- und Offline-Realitäten immer mehr verschmelzen lässt und den unsichtbaren Rahmen des kollektiven Individualismus weiter vergrößern wird, sobald der Zeitenwandel die Entwicklung neuer technologischer Standards etablieren kann.

---

[227] Inzwischen ein viel benutztes Modewort für die nächste Phase, weswegen es auch hier genutzt werden soll und zugleich der Grund dafür, warum sich der verhaltenskapitalistische Gigant Facebook sich nun als Meta nennt.

Wie lange dessen Etablierung dauern kann? Alles ist dynamisch und sprunghaft. Wer hätte im Jahr 2000 die Dominanz des Verhaltenskapitalismus und des Homo stimulus wirklich vorausgesagt? War die Dauerpräsenz und Unverzichtbarkeit des Smartphones im Jahr 2005 absehbar? Ja, vielleicht von jenen Menschen, die sich auch darum bemühen, neue Epochen zu erkennen, aber wie oft erhalten diese vorher eine weitreichende Plattform für ihre Visionen, wenn sie sich diese nicht selbst schaffen können?

Die Stimuli und damit die Beeinflussung werden noch dynamischer werden, noch tiefer, noch umfassender. Die Einbettung strebt nach Perfektion, aber auf welche Art und Weise, ist noch nicht entschieden. Doch in nicht so weit entfernter Zukunft muss der Mensch die Erkenntnis gewinnen, dass es keine Wirklichkeit gibt, sondern nur Wahrnehmung und damit lediglich eine eigene Interpretation derselbigen. Der Unterschied zwischen virtueller und mutmaßlich echter Welt wird erst verwischen und dann fallen. Neue Technologien werden aus einem kargen Raum mit unansehnlichen Tapeten einen beeindruckenden Thronsaal machen, auf dem das Individuum als Herrscher der eigenen Welt triumphiert. Welches Zimmer das wahre ist? Das triste oder das prächtige? Nun, eine Antwort darauf wird es nicht geben, denn die Wahrnehmung entscheidet die Wirklichkeit.

Gelingt es zusätzlich, die Milieukämpfe zu befrieden, die Lebenswirklichkeiten vielleicht sogar größtenteils aufzulösen, so ist der Weg für den vollkommenen kollektiven Individualismus frei und der geordneten Periode der Verschmelzung wird eine Phase folgen, in der die Kausalität zunehmend ihre Bedeutung verliert. Bedürfnisse werden unmittelbar befriedigt, ein roter Faden ist nicht mehr notwendig. Der Mensch verliert sein Narrativ, vermisst es aber auch nicht. So fern und verwirrend? Umso wichtiger erscheint es, die aktuellen und kommenden Veränderungen zu verstehen und letztendlich auch zu beherrschen. Sei es im Bereich der Pflege oder in jedem anderen – es liegt am Ende an uns, die Zukunft zu gestalten.

Literaturverzeichnis

Babbi, Irada: Themen der Pflege. Band 1: Cholelithiasis – Akute Pankreatitis – Umweltmedizin: Boden, Nahrungskette, Waldsterben, Karbach: Erich von Werner Verlag 2021.

Back, Mitja et al.: Von Verteidigern und Entdeckern: Ein Identitätskonflikt um Zugehörigkeit und Bedrohung: Working Report. Miami – Publikationsserver der Universität Münster, 2021, unter: DOI: 10.17879/97049506223.

Barth, Bertram et al. (Hg.): Praxis der Sinus-Milieus – Gegenwart und Zukunft eines modernen Gesellschafts- und Zukunftsmodells, 1. Auflage, Wiesbaden: Springer VS 2018.

Braeseke, Grit/Lingott, Nina/Pörschmann-Schreiber, Ulrike/Rieckhoff, Sandra: Kriterien zur Analyse von Drittstaaten zur Gewinnung von Auszubildenden für die Pflege, Berlin: IGES Institut GmbH 2020.

Brinkmann, Klaus et al.: bayern@sozialkunde.de für berufliche Schulen, 3. Auflage, Hamburg: Verlag Handwerk und Technik GmbH 2015.

Bundesagentur für Arbeit (Hg.): Arbeitsmarktsituation im Pflegebereich, 2021.

Bundesinstitut für Berufsausbildung: BIBB Datenreport 2017. Kapitel A5.8, 2017, unter: https://www.bibb.de/datenreport/de/2019/101256.php [zuletzt abgerufen am 26.06.2021].

Bundesministerium für Familie, Senioren, Frauen und Jugend (Hg.): Systemrelevant! Fachkräfte in der Pflege, 2. Auflage, Rostock 2020.

Bundesministerium für Familie, Senioren, Frauen und Jugend. Offizieller Youtube-Kanal unter: https://www.youtube.com/watch?v=UTfzX03z4r4& [zuletzt abgerufen am 28.07.2021].

Bundesinstitut für Berufsbildung (Hg.): Rahmenpläne der Fachkommission nach § 53 PflBG – Rahmenlehrpläne für den theoretischen und praktischen Unterricht – Rahmenausbildungspläne für die praktische Ausbildung, 2. Auflage, Leverkusen: Verlag Barbara Budrich 2020.

CME: Smartphone-Gebrauch prägt das Hirn, Ausgabe 5/2015, (2015), unter: DOI: 10.1007/s11298-015-1116-0red.

Doidge, Norman: Neustart im Kopf – Wie sich unser Gehirn selbst repariert, 3. Auflage, Frankfurt am Main: Campus 2017.

Firth, Joseph et al.: The "online brain": how the Internet may be changing our cognition, in: World Psychiatry, Volume 18, Issue 2, (2019), 119–129.

Focus (20.10.2020): Kritik gegen „Ehrenpflegas" – Ministerin Giffey will Pfleger feiern und scheitert mit bizarrer Video-Serie grandios, unter: https://www.focus.de/politik/deutschland/kritik-gegen-ehrenpflegas-ehrenpflegas-videoserie-von-familienmi-nisterin-giffey-trifft-shitstorm_id_12541632.html [zuletzt abge-rufen am 28.07.2021].

Gindrat, Anne-Dominique et al.: Use-Dependent Cortical Pro-cessing from Fingertips in Touchscreen Phone Users, in: Cur-rent Biology, Volume 25, Issue 1, (2015), 109–116, DOI: https://doi.org/10.1016/j.cub.2014.11.026.

Goethe, Johann Wolfgang/Seidel, Siegfried (Hg.): Kunsttheo-retische Schriften und Übersetzungen, Band 18, Berlin: Aufbau 1960.

Google-Alphabet, Geschäfts- und Kennzahlen, unter: https://www.thinkwithgoogle.com/marketing-strategies/vi-deo/video-trends-where-audience-watching/ [zuletzt abgerufen am 23.06.2021].

Grundwald, Guido/Hempelmann, Bernd: Angewandte Marktforschung – eine praxisorientierte Einführung, München: Oldenbourg Verlag 2012.

Grunst, Stephan/Schramm, Anja (Hg.): Neurologie – Psychiatrie, 2. Auflage, München: Urban & Fischer 2003.

Habermann-Horstmeier, Lotte: Gesundheitsförderung und Prävention, Bern: Hogrefe, 2017

Häusel, Hans-Georg: Die wissenschaftliche Fundierung des Limbic-Ansatzes, München: Gruppe Nymphenburg – Brand and Retail Experts 2021.

Hillebrand, Michael: Krankenpflegeexamen – Originalfragen und Kommentare Gesamtausgabe, Band 1–4, München: Urban & Fischer 2009.

Herteux, Andreas: Behavioral Capitalism – A New Variety of Capitalism Gains Power and Influence. *Journal of Applied Business and Economics*, 21(9), 2019, unter: https://doi.org/10.33423/jabe.v21i9.2688.

Herteux, Andreas: Erste Grundlagen des Verhaltenskapitalismus – Eine Bestandsaufnahme einer neuen Form des Kapitalismus, 11. Auflage, Karbach: Erich von Werner Verlag 2019.

Herteux, Andreas: Grundlagen gesellschaftlicher Entwicklungen im 21. Jahrhundert: Neue Erklärungsansätze zum Verständnis eines komplexen Zeitalters, 4. Auflage, Karbach: Erich von Werner Verlag 2020.

Herteux, Andreas: Homo stimulus – Grundlagen menschlicher Anpassung und Weiterentwicklung im Zeitalter des kollektiven Individualismus, 8. Auflage, Karbach: Erich von Werner Verlag 2020.

Herteux, Andreas: Identitätsorientierte Führung einer politischen Marke – In der Theorie und am praktischen Beispiel der Freien Demokratischen Partei (FDP), 1. Auflage, Riga: AV Akademiker Verlag 2013.

Herteux, Andreas: SOCIETY IN THE 21st CENTURY: THE THEORY OF THE AGE OF COLLECTIVE INDIVIDUALISM. Int. j. of Social Science and Economic Research, 5(6), (2020) 1466–1475, retrieved from: ijsser.org/more2020.php?id=102.

Herteux, Andreas: THE HOMO STIMULUS: THE CREATION OF A NEW HUMAN BEING – SHAPED BY THE STIMULUS SOCIETY AND BEHAVIORAL CAPITALISM – IN THE AGE OF COLLECTIVE INDIVIDUALISM. Int. j. of Social Science and

Economic Research, 5(1), (2020), 207–226, retrieved from: ijs-ser.org/more2020.php?id=14.

Herteux, Andreas: Value Capitalism – Wertekapitalismus – English – Deutsch – Français – Español – Português – Italiano, 2. Auflage, Karbach: Erich von Werner Verlag 2021.

Jäncke, Lutz: Neuroanatomie – Selbst ist das Hirn, in: Spektrum der Wissenschaft: Neuroplastizität – Formbares Gehirn, Ausgabe 09/2020m, Heidelberg: Spektrum der Wissenschaft Verlagsgesellschaft mbH 2020.

Lepsius, Rainer: Parteiensystem und Sozialstruktur. Zum Problem der Demokratisierung der deutschen Gesellschaft, in: Demokratie in Deutschland. Soziologisch-historische Konstellationsanalysen. Ausgewählte Aufsätze, Göttingen: Vandenhoeck & Ruprecht 1993.

Kahnemann, Daniel: Schnelles Denken, langsames Denken, 12. Auflage, München: Penguin Verlag 2012.

Klemperer, David: Sozialmedizin- Public Health – Gesundheitswissenschaften, Bern: Hogrefe 2020

Korn, Eugen: Goethes Gespräche, Paderborn: Salzwasserverlag 2014.

Landes, David S.: Wohlstand und Armut der Nationen, 5. Auflage, Berlin: Pantheon 2018.

Lauster, Martina et al. (Hg.): Pflege Heute, 6. Auflage, München: Urban & Fischer 2014.

Mankiw, N. Gregory et al.: Grundzüge der Volkswirtschaftslehre, 5. Auflage, Nördlingen: Schäffer-Poeschel 2012.

März, Manuel/Rhein, Stefan (Hg.): Wahlkampf im Internet – Handbuch für politische Onlinewahlkämpfe, 2. Auflage, Berlin: LIT Verlag 2009.

Matthes, Jörg: Framing, 1. Auflage, Baden-Baden: Nomos Verlagsgesellschaft 2004.

Medienpädagogischer Forschungsverband Südwest (Hg.): JIMplus-Studie – Lernen und Freizeit in der Corona-Krise, PowerPoint-Version, Baden-Württemberg: LFK 2020.

Medienpädagogischer Forschungsverband Südwest (Hg.): JIM-Studie 2019 – Basisuntersuchung zum Medienumgang 12–19-Jähriger, Baden-Württemberg: LFK 2019.

Meffert, Heribert et al. (Hg.): Markenmanagement – Identitätsorientierte Markenführung und praktische Umsetzung, 2. Auflage, Wiesbaden: Gabler 2005.

Meffert, Heribert et al.: Marketing: Grundlagen marktorientierter Unternehmensführung, 12. Auflage, Wiesbaden: Springer 2014.

Moser, Heinz: Einführung in die Medienpädagogik – Aufwachsen im digitalen Zeitalter, 6. Auflage, Berlin: Springer VS 2019.

Mürber, Manfred et al.: Berufs-, Gesetzes- und Staatsbürgerkunde – Kurzlehrbuch für Pflegeberufe, 12. Auflage, München: Urban & Fischer 2016.

Myers, David: Psychologie, 3. Auflage, Berlin: Springer 2014.

NICM Health Research Institute, Pressemeldung vom 05.06.2019, unter: https://nicm.edu.au/news/research_reveals_how_the_internet_may_be_changing_the_brain [zuletzt abgerufen am 30.06.2021].

Pflegeberufsgesetz (PflBG), erlassen am 17. Juli 2017 (BGBl. I S. 2581). Letzte Änderung an Art. 9 G vom 19. Mai 2020 (BGBl. I S. 1018, 1033).

Pflegehilfswerk e. V. (Seitenverantwortung): Abbruchquote in Pflegeausbildungen überdurchschnittlich hoch, 2020, unter: https://www.pflegenot-deutschland.de/ct/pflegeausbildung-abbruchquote/ [zuletzt abgerufen am 30.06.2021].

Plehwe, Kerstin: Mit Dialogmarketing zum Wahlerfolg, 1. Auflage, Berlin: Helios Media 2005.

Postbank (Hg.): Postbank Digital Studie 2021, (2020), unter: https://www.presseportal.de/pm/6586/4890689 [zuletzt abgerufen am 17.06.2021].

Reckwitz, Andreas: Die Gesellschaft der Singularitäten, Berlin: Suhrkamp 2019.

Richter, Felix: Das Werbeduopol, Statista, 2017, unter: https://de.statista.com/infografik/12198/anteil-von-google-und-facebook-am-weltweiten-werbeumsatz/ [zuletzt abgerufen am 17.06.2021].

RICHTLINIE 2005/36/EG DES EUROPÄISCHEN PARLAMENTS UND DES RATES vom 7. September 2005 über die Anerkennung von Berufsqualifikationen.

Rothgang, Heinz/Müller, Rolf/Unger, Rainer: Themenreport Pflege 2030 – Was ist zu erwarten? Was ist zu tun? Bertelsmann Stiftung 2020.

Rothgang, Heinz et al.: Barmer Pflegereport 2020 – Belastungen der Pflegekräfte und ihre Folgen, Berlin: Barmer 2020.

Schawn-Green, G. et al.: Improved Probabilistic Inference as a General Learning Mechanism with Action Video Games, in: Current Biology, Volume 20, Issue 17, 2010, 1573–1579, unter: DOI: https://doi.org/10.1016/j.cub.2010.07.040.

Schewior-Popp et al.: Examen Pflege – Schriftliche Prüfung, Band 1–4, Stuttgart: Georg Thieme Verlag 2007.

Shell-Jugendstudie 2019. Zusammenfassung, S. 32 ff., unter: https://www.shell.de/ueber-uns/shell-jugendstudie.html [zuletzt abgerufen am 27.06.2021].

Sinus-Institut (Hg.): Sinus-Jugendbefragung Kinderbetreuung und Pflege – attraktive Berufe? PowerPoint-Präsentation, 2021.

Sinus-Institut, unter: https://www.sinus-institut.de/sinus-milieus/sinus-milieus-deutschland [zuletzt abgerufen am 24.06.2021].

Spitzer, Manfred: Die Smartphone-Epidemie. Gefahren für Gesundheit, Bildung und Gesellschaft, Stuttgart: Klett-Cotta 2018.

Statistisches Bundesamt (Hg.): Bildung und Kultur – Berufliche Schulen, Schuljahr 2019/2020, 2021.

Statista, unter: https://de.statista.com/statistik/daten/studie/12108/umfrage/top-unternehmen-der-welt-nach-marktwert/ [zuletzt abgerufen am 21.06.2021].

Statista, unter: https://de.statista.com/statistik/daten/studie/1032299/umfrage/monetarisierbare-taeglich-aktive-nutzer-von-twitter-weltweit/ [zuletzt abgerufen am 23.06.2021].

Statista: Verteilung sozialversicherungspflichtig Beschäftigter in der Pflege in Deutschland nach Pflegeart und Geschlecht im Jahr 2020, (2020), unter: https://de.statista.com/statistik/daten/studie/1029877/umfrage/verteilung-von-pflegekraefte-in-deutschland-nach-pflegeart-und-geschlecht/ [zuletzt abgerufen am 26.06.2021].

Statista, unter: https://de.statista.com/themen/2506/instagram/ [zuletzt abgerufen am 23.06.2021].

Thieme Verlag (Hg.): I care – Pflege, 2. Auflage, Leipzig: Thieme Verlag 2020.

Thieme Verlag (Hg.): Pflegeexamen Kompakt, 2. Nachdruck, Stuttgart: Thieme 2019.

Uni Münster (Hg.): Anteil ausgewählter Wirtschaftssektoren an der Nettowertschöpfung in Deutschland in den Jahren 1850 bis

1989, Statista, 2012, unter: https://de.statista.com/statistik/daten/studie/250092/umfrage/anteil-der-wirtschaftssektoren-an-der-nettowertschoepfung-in-deutschland/#professional [zuletzt abgerufen am 22.06.2021].

Willig, Wolfgang/Kommerell, Tilman (Hg.): Psychologie, Sozialmedizin, Rehabilitation – Lehrbuch für die Ausbildung in der Krankenpflege, Verlag Willig 2001.

Youtube, Geschäftszahlen, unter: https://www.youtube.com/intl/en-GB/about/press/ [zuletzt abgerufen am 23.06.2021].

Zuboff, Shoshana: Das Zeitalter des Überwachungskapitalismus, 1. Auflage, Campus 2018.

ANHANG

Anhang 1: Fragebogen

Fragebogen

Wie alt sind Sie?

○ 18–21

○ 22–25

○ 26 und älter

Welchem Geschlecht würden Sie sich zuordnen?

○ Männlich

○ Weiblich

○ Anderes

Über welche Abschlüsse verfügen Sie? (Mehrfachantworten möglich)

☐ Hauptschulabschluss/qualifizierter Hauptschulabschluss

☐ Mittlere Reife

☐ Fachabitur/Abitur

☐ Eine weitere abgeschlossene Berufsausbildung

☐ Studium

Besitzen und nutzen Sie ein Smartphone?

○ Ja

○ Nein

Wie oft nutzen Sie Ihr Smartphone am Tag? (sehen, checken, nutzen)

○   1–10 x

○   11–20 x

○   21–30 x

○   31–40 x

○   41–50 x

○   50+

Wie viele Stunden nutzen Sie Ihr Smartphone täglich?

○ Weniger als 1 Stunde

○ 1–2 Stunden

○ 2–3 Stunden

○ 3–4 Stunden

○ 4–5 Stunden

Welche Internetformate treffen Ihren persönlichen Geschmack und wie oft werden diese von Ihnen genutzt?

	Sehr oft	Oft	Manch-mal	Sel-ten	Nie
Kurze Videos (z. B. bei Youtube, Facebook oder TikTok)	O	O	O	O	O
Lange Videos (z. B. Streaming-Dienste, Youtube, Filme)	O	O	O	O	O
Kurze Texte, die man schnell versteht (z. B. Memes, Twitter)	O	O	O	O	O
Längere Texte, in die man sich vertiefen muss (z. B. Homepages von seriösen Zeitungen, Fachforen)	O	O	O	O	O
Plattformen, bei denen man schnell von einer Story (News, Picture usw.) zur nächsten springen kann (z. B. Instagram, FB)	O	O	O	O	O
Plattformen, die umfangreiche und tiefgehende Informationen bereitstellen, für die es Zeit braucht (z. B. Zeitungen)	O	O	O	O	O

e Spiele, die ablenken, zerstreuen und ⃝ ⃝ ⃝ ⃝ ⃝
ellen Erfolg liefern (z. B. Candy Crush)

ehende Spiele, bei denen der Erfolg erst ⃝ ⃝ ⃝ ⃝ ⃝
 langer Zeit ersichtlich wird (z. B. Klassi-
ıie Baldur's Gate 2)

**Multitasking: Können Sie mehrere Dinge erfolg-
reich gleichzeitig ausüben? Ein Beispiel wäre, das
Smartphone zu bedienen und parallel im Fernsehen einen Film zu schauen.**

⃝   Ja, problemlos

⃝   Ja, meistens problemlos

⃝   Nein, meistens nicht

⃝   Nein, ich konzentriere mich auf eine Sache

Haben Sie manchmal das Gefühl, dass jüngere Leute eine größere Multitasking-Befähigung (= können mehrere Dinge gleichzeitig; siehe Frage zuvor) haben als ältere Generationen (z. B. Eltern oder Großeltern)?

○ Ja, definitiv

○ Ja, nicht alle, aber die Mehrheit

○ Nein, bestenfalls eine Minderheit

○ Nein, es gibt keinen Unterschied zwischen den Generatione

Finden Sie, dass Ihr Ausbildungsberuf die Anerkennung in der Gesellschaft bekommt, die er verdient?

○ Ja, zu 100 %

○ Ja, in der Regel schon

○ Nein, in der Regel nicht

○ Nein, überhaupt nicht

Fühl(t)en Sie sich in Ihrer Ausbildung – von Kollegen, Lehrern, Praxisanleitern – ernst genommen, akzeptiert und anerkannt?

○ Ja, immer

○ Ja, sehr häufig

○ Manchmal ja, manchmal nein

○ Nein, oft nicht

○ Nein, nie

Wie zufrieden sind Sie mit Ihrer theoretischen Pflegeausbildung?

○ Sehr zufrieden

○ Zufrieden

○ Insgesamt zufrieden

○ Insgesamt nicht zufrieden

○ Nicht zufrieden

○ Überhaupt nicht zufrieden

Wie zufrieden sind Sie mit Ihrer praktischen Pflegeausbildung?

○ Sehr zufrieden

○ Zufrieden

○ Insgesamt zufrieden

○ Insgesamt nicht zufrieden

○ Nicht zufrieden

○ Überhaupt nicht zufrieden

Denken Sie, dass Covid-19 einen Einfluss auf die Qualität Ihrer Ausbildung hatte?

○   Ja, zu 100 %

○   Ja, teilweise

○   Nein, er war überschaubar

○   Nein, überhaupt keinen

Sie haben eine umfangreiche Facharbeit geschrieben. Welche Arbeitsweisen/Aussagen kennzeichnen Sie dabei?

	Sehr oft	Oft	Manch- mal	Sel- ten	Nie
Ich scanne den Text, suche nach Schlüsselwörtern und lese nur das, was ich wirklich brauche und was mich interessiert.	○	○	○	○	○

Ich lese einen Text (z. B. Thema in einem Fachbuch) erst einmal komplett, um alles zu verstehen, und widme mich dann dem eigentlichen Thema.

   ○   ○   ○   ○

Ich nutze hauptsächlich Fachbücher als Informationsquelle und für Erklärungen.

   ○   ○   ○   ○

Fachbücher sind mir zu komplex geschrieben und konzentrieren sich nicht auf genau das, was ich brauche.

   ○   ○   ○   ○

Ich nutze primär das Internet für die Informationssuche.

   ○   ○   ○   ○

Ich bevorzuge kompakte Zusammenfassungen, die das Wichtigste knapp vermitteln (z. B. Wikipedia, DocMed).

   ○   ○   ○   ○

Ich bevorzuge ausführliche Erklärungen, die auch Nebensächlich-
keiten ausführen (z. B. in Fachbüchern).

○　○　○　○　○

Mir hat die Facharbeit sehr viel
Spaß gemacht und ich bedauere,
dass es nur eine davon gab.

○　○　○　○　○

In Ihrer schriftlichen Prüfung, die Sie vor Kurzem absolviert haben, kamen zwei Frageformen vor. Welche bevorzugen Sie?

○　Multiple Choice

○　Offene Fragen

○　Keine davon

Welche Verbesserungsvorschläge würden Sie für den theoretischen Unterricht gutheißen?

	Sehr gut	Gut	Geht so	Schlecht	Gar schle
Mehr Einbindung von neuen Medien (z. B. Erklärvideos als Unterrichtsergänzung)	○	○	○	○	C
Schaffung eines internen On-line-PflegeWikis zum Nach-schlagen für Unterrichts- und Prüfungsfragen	○	○	○	○	C
Ausgabe von Unterrichtsmateri-alien, die nur die wichtigsten Themen in Stichpunkten enthal-ten	○	○	○	○	C
Ausgabe von Fachbüchern, die nur die wichtigsten Themen in Stichpunkten enthalten	○	○	○	○	C
Nur Tests oder Prüfungen im Multiple-Choice-Format	○	○	○	○	C

Nur Tests mit offenen Fragen ○ ○ ○   ○   ○

Umfassende Kenntnisse der ○ ○ ○   ○   ○
Lehrer über die Lebenswirklich-
keit (Interessen, Sorgen usw.)
der jungen Leute

Anhang 2: Fragen und Auswertung der strukturellen Interviews Pflegeschüler

[Q1] Wie alt sind Sie?

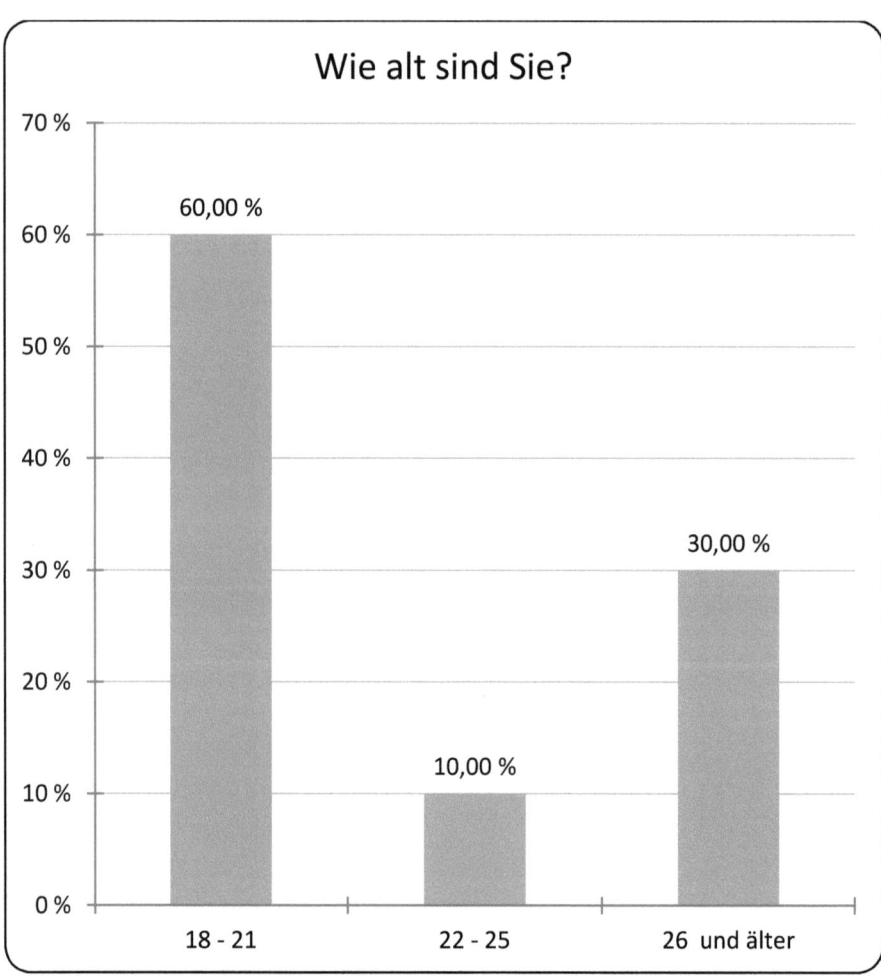

[Q2] Welchem Geschlecht würden Sie sich zuordnen?

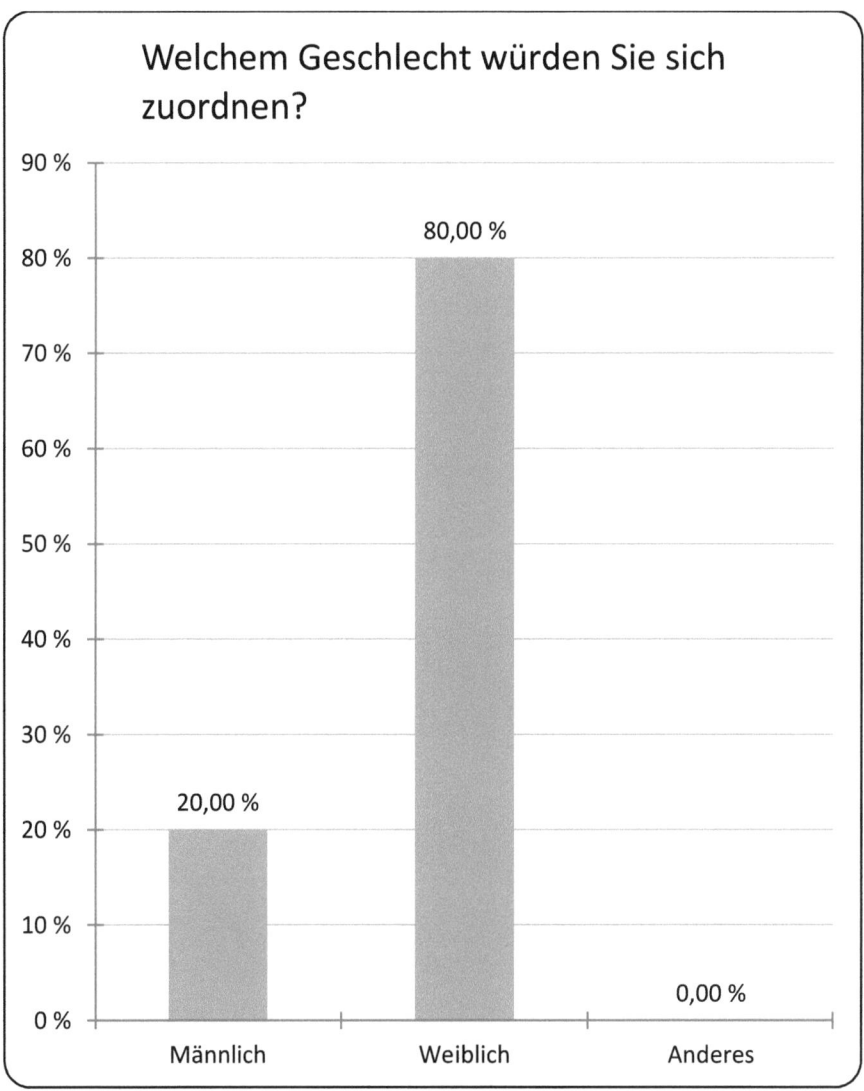

[Q3] Über welche Abschlüsse verfügen Sie? (Mehrfachantworten möglich)

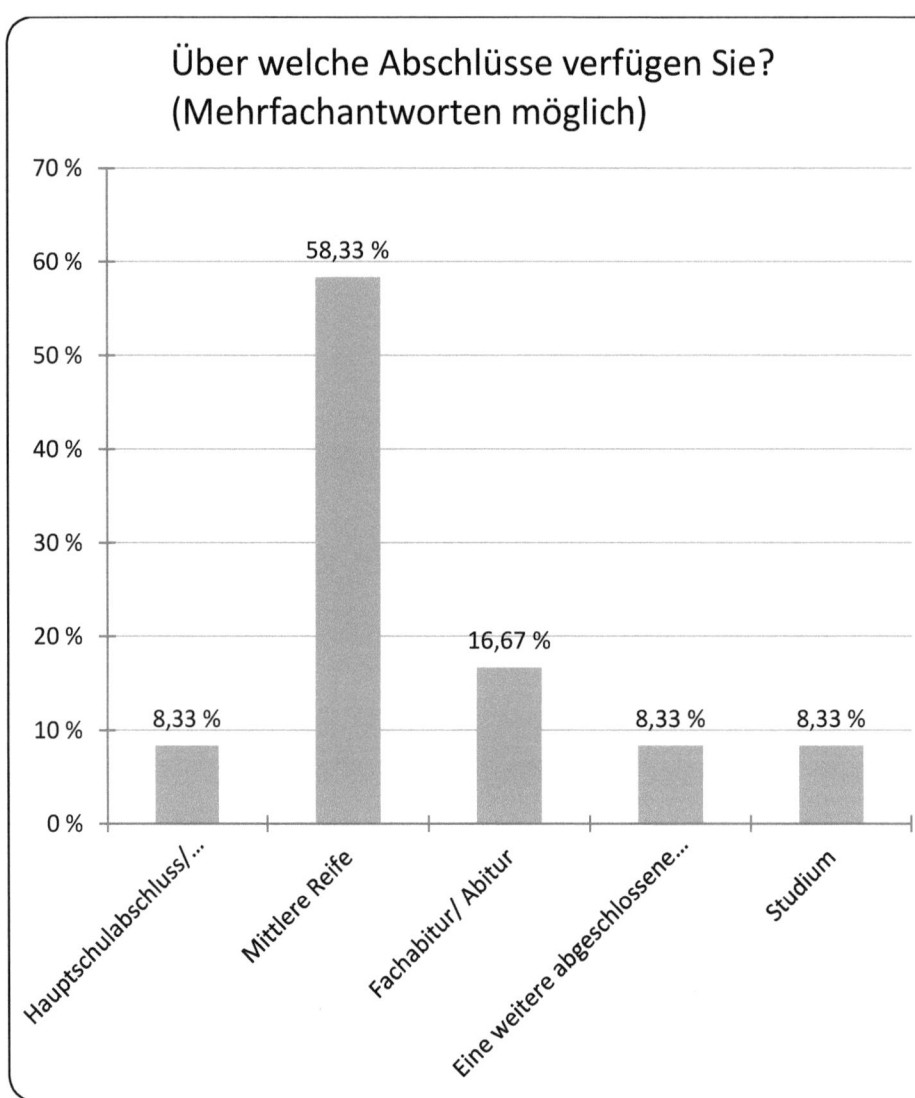

[Q4] Besitzen und nutzen Sie ein Smartphone?

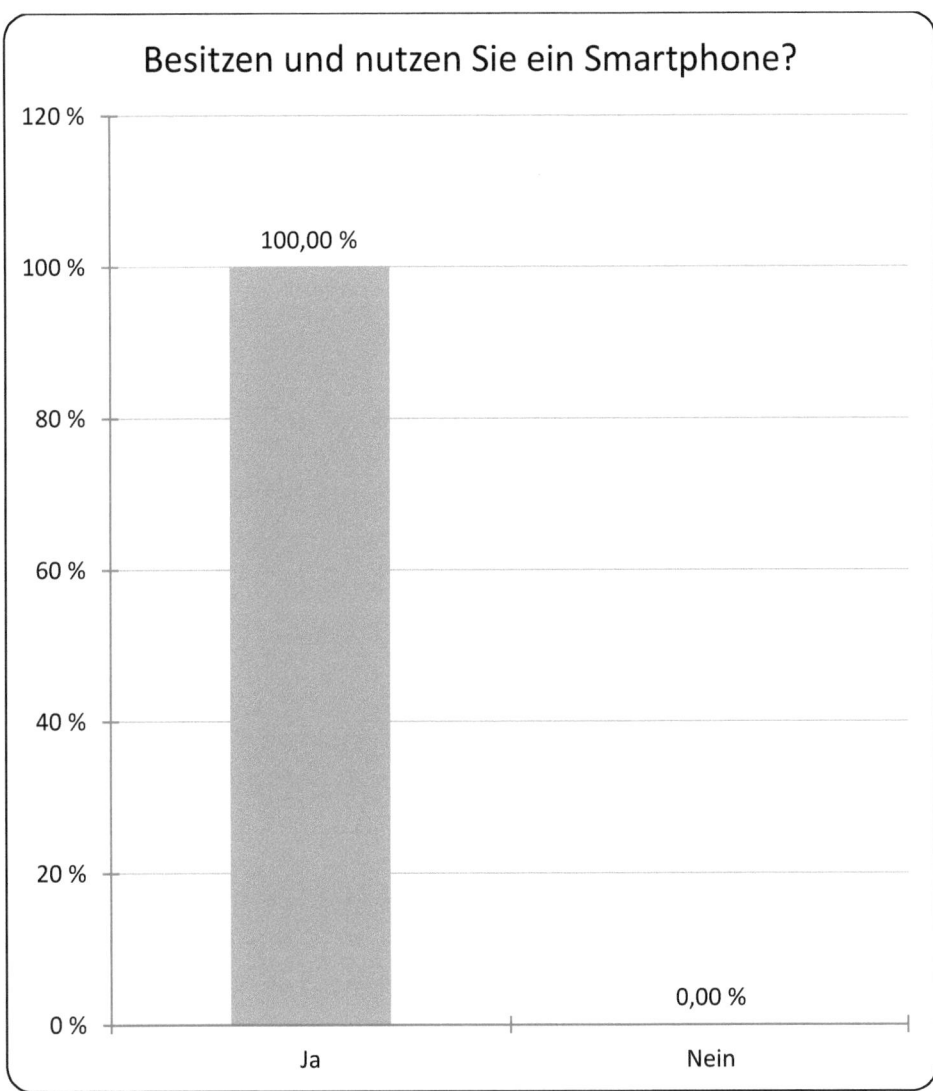

[Q5] Wie oft nutzen Sie Ihr Smartphone am Tag? (sehen, checken, nutzen)

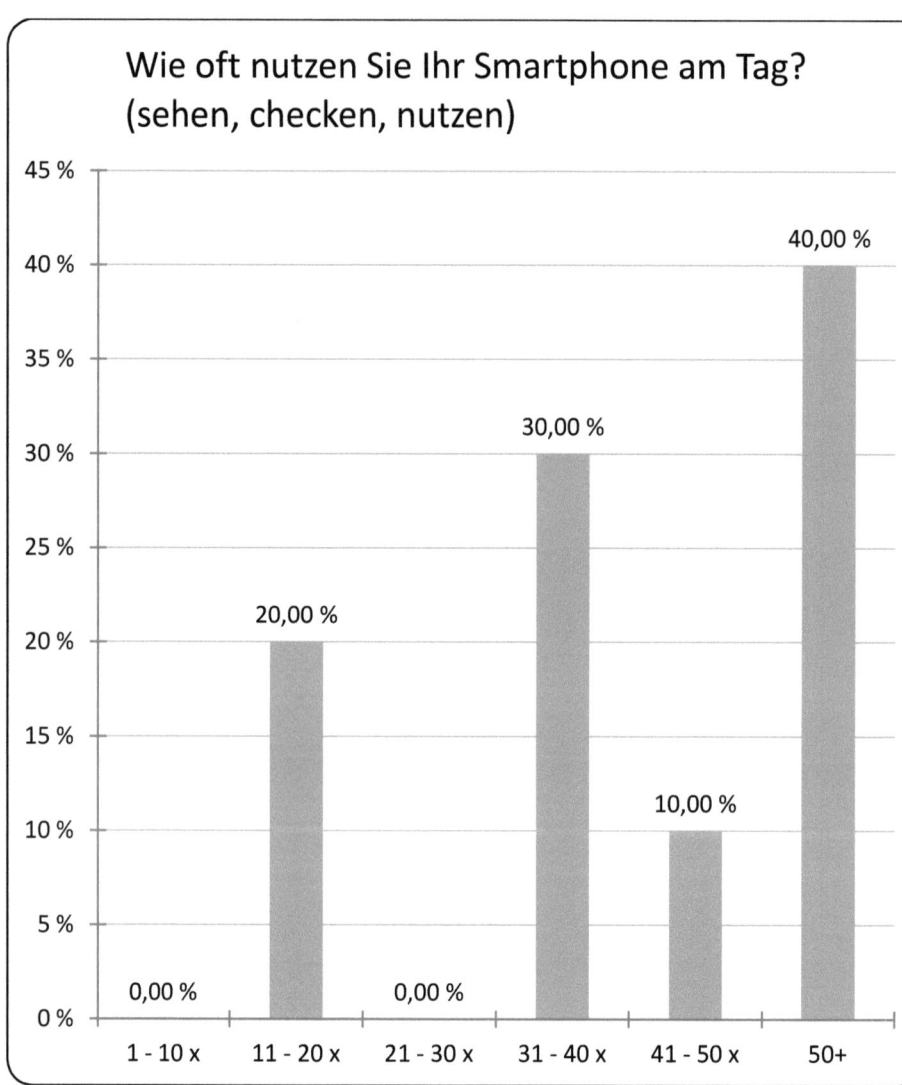

[Q6] Wie viele Stunden nutzen Sie Ihr Smartphone täglich?

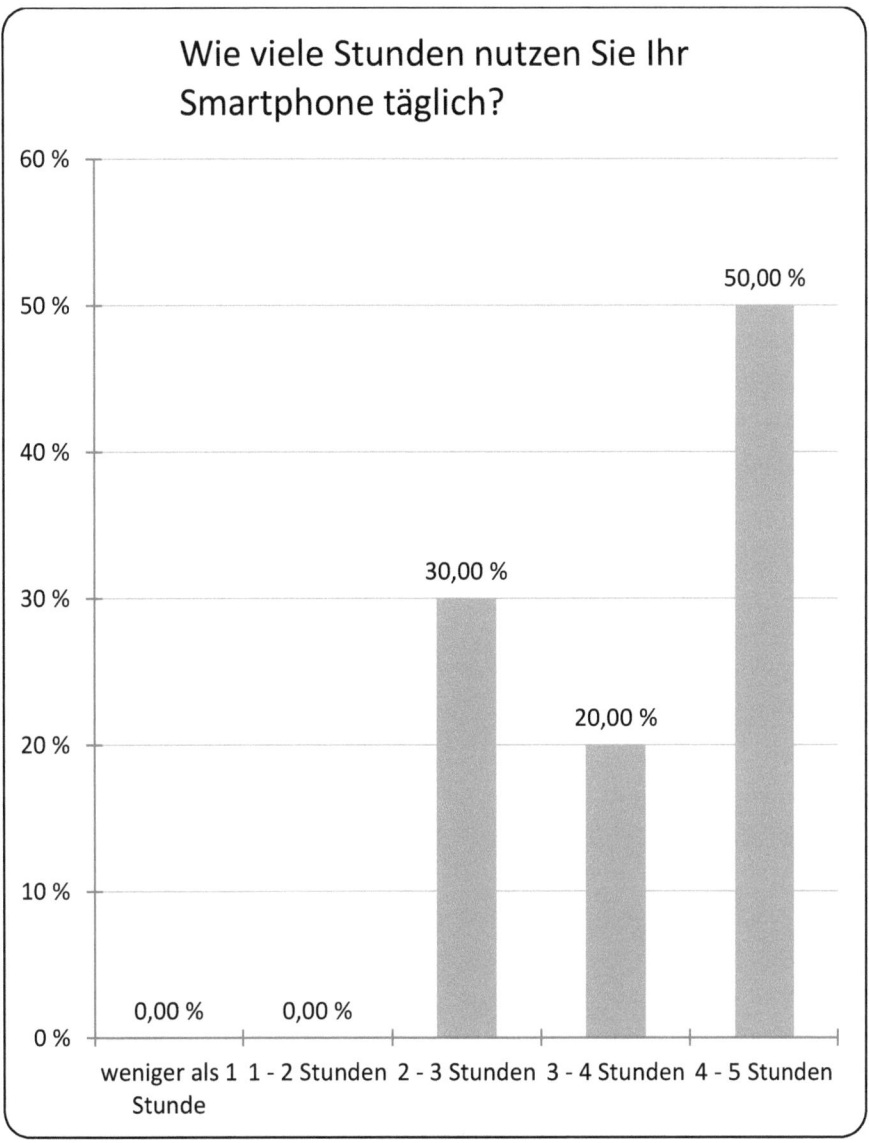

[Q7] Welche Internetformate treffen Ihren persön-lichen Geschmack und wie oft werden diese von Ihnen benutzt?

Welche Internetformate treffen Ihren persönlichen Geschmack und wie oft werden diese von Ihnen genutzt?

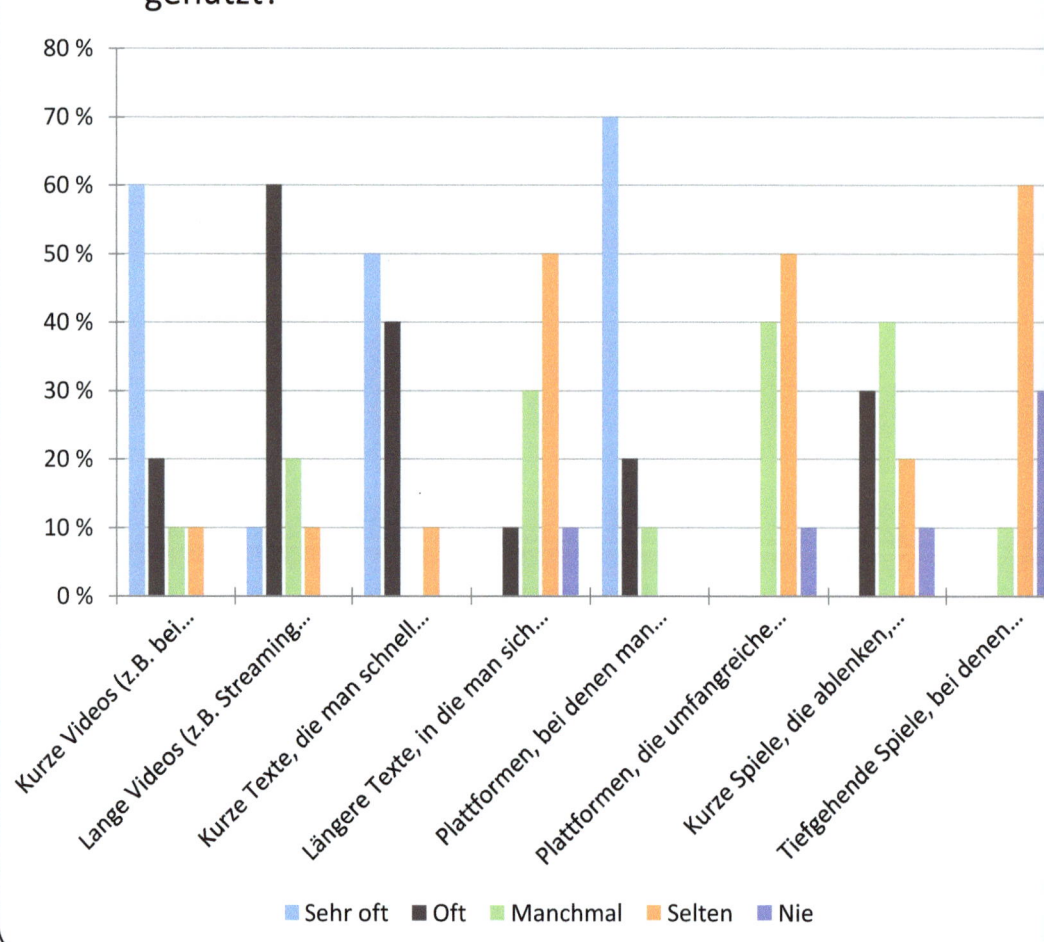

[Q8] Multitasking: Können Sie mehrere Dinge erfolgreich gleichzeitig ausüben? Ein Beispiel wäre, das Smartphone zu bedienen und parallel im Fernsehen einen Film zu schauen.

Multitasking: Können Sie mehrere Dinge erfolgreich gleichzeitig ausüben? Ein Beispiel wäre, das Smartphone zu bedienen und parallel im Fernsehen einen Film zu schauen.

Kategorie	Prozent
Ja, problemlos	50,00 %
Ja, meistens problemlos	30,00 %
Nein, meistens nicht	10,00 %
Nein, ich konzentriere mich auf eine Sache	10,00 %

[Q9] Haben Sie manchmal das Gefühl, dass jüngere Leute eine größere Multitasking-Befähigung (= können mehrere Dinge gleichzeitig; siehe Frage zuvor) haben als ältere Generationen (z. B. Eltern oder Großeltern)?

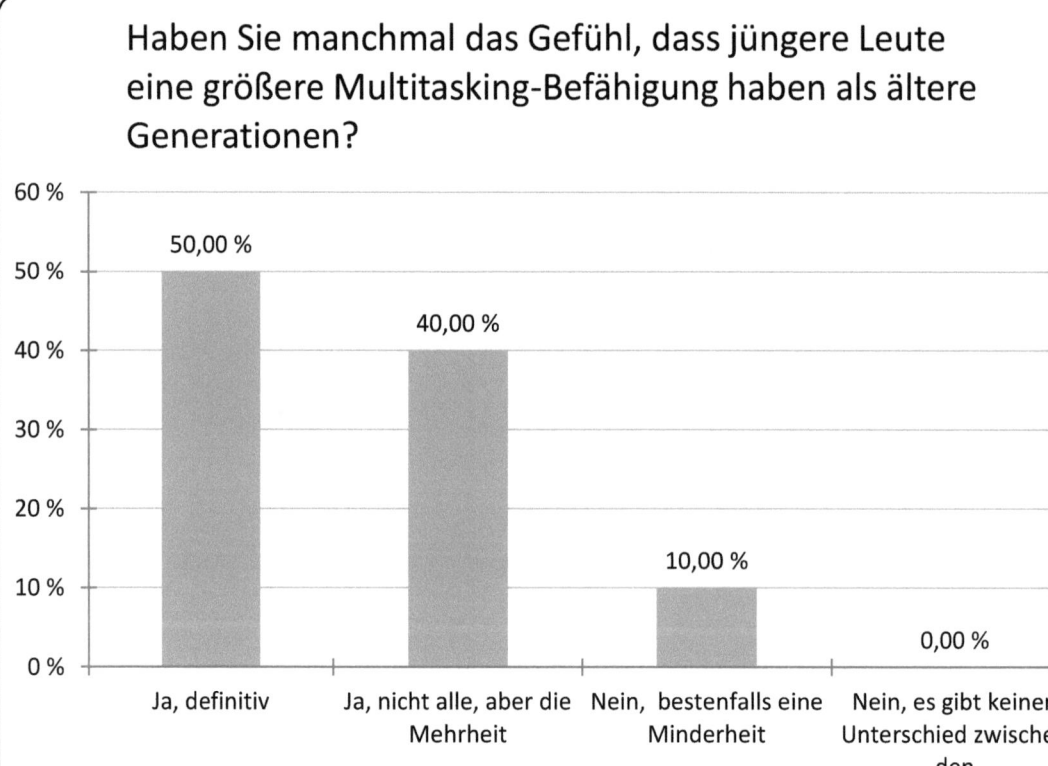

Haben Sie manchmal das Gefühl, dass jüngere Leute eine größere Multitasking-Befähigung haben als ältere Generationen?

[Q10] Finden Sie, dass Ihr Ausbildungsberuf die Anerkennung in der Gesellschaft bekommt, die er verdient?

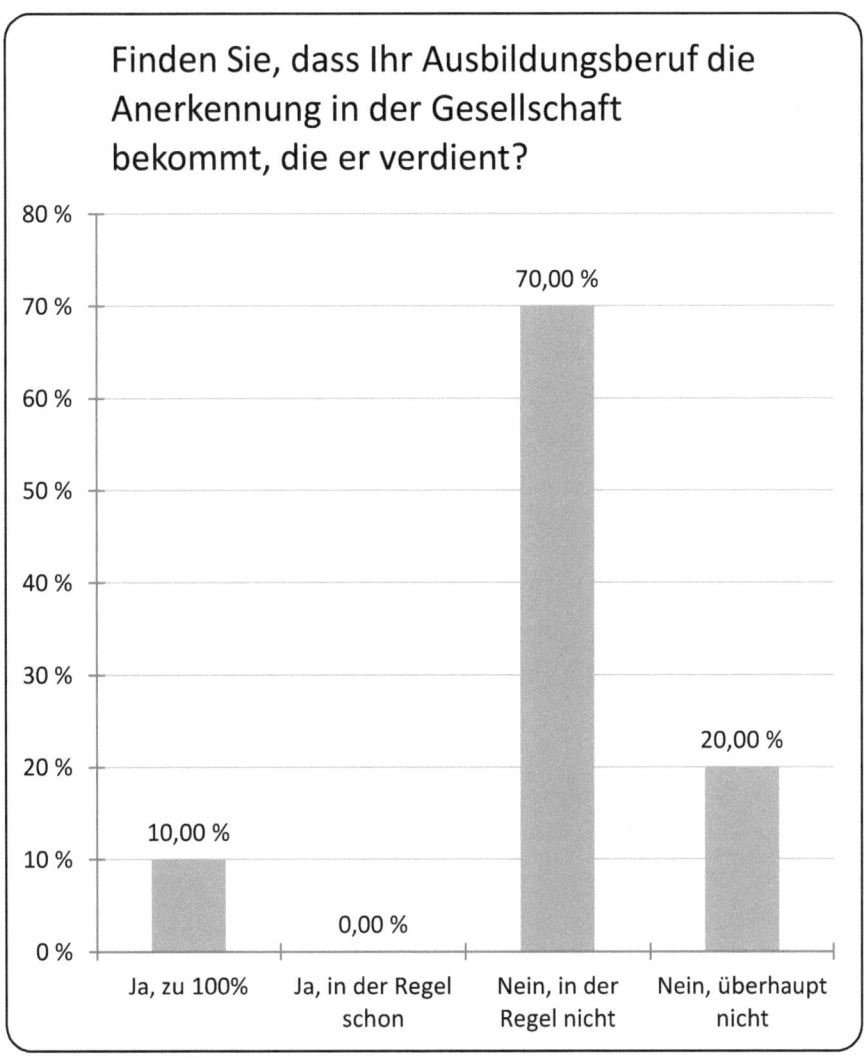

[Q11] Fühl(t)en Sie sich in Ihrer Ausbildung – von Kollegen, Lehrern, Praxisanleitern – ernst genommen, akzeptiert und anerkannt?

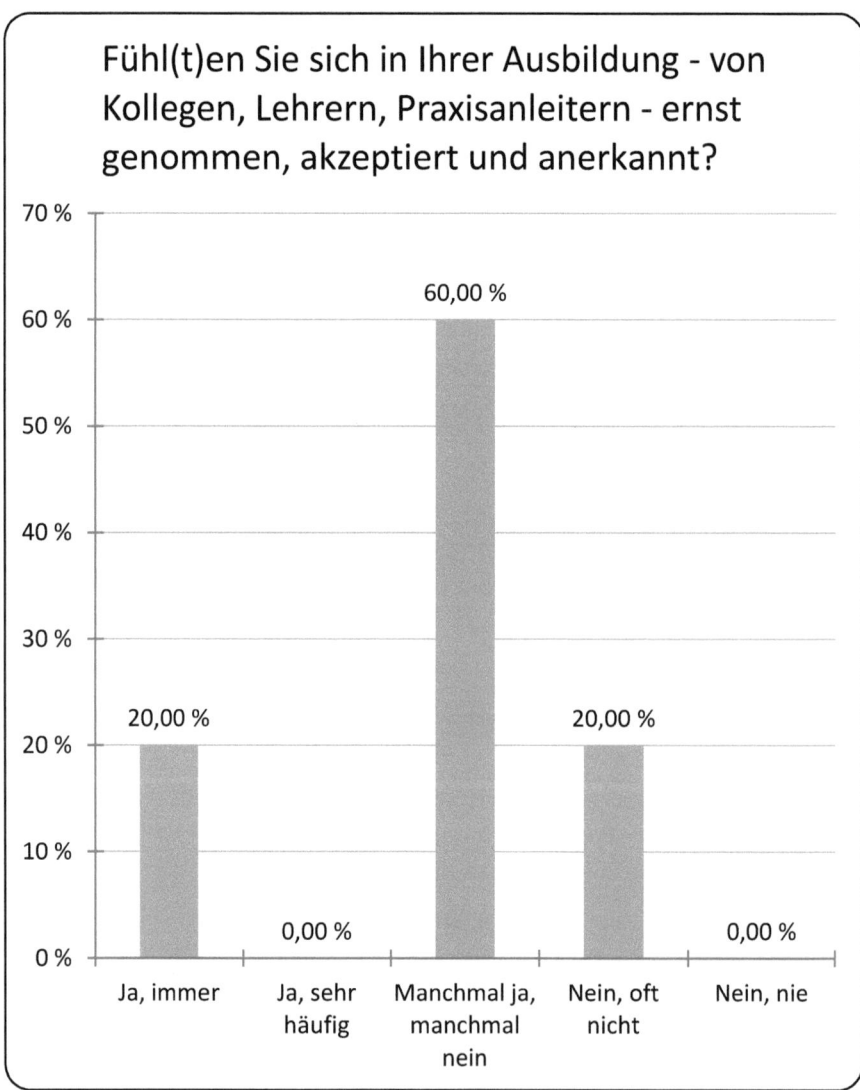

[Q12] Wie zufrieden sind Sie mit Ihrer theoretischen Pflegeausbildung?

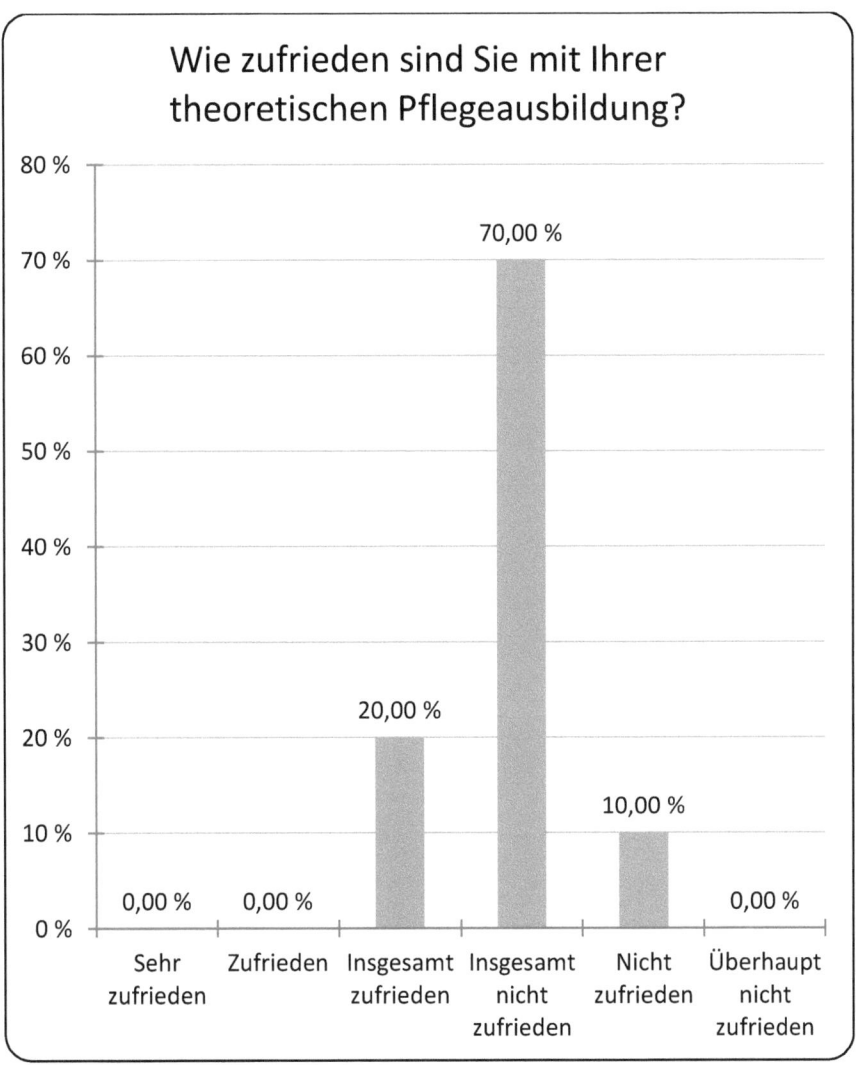

[Q13] Wie zufrieden sind Sie mit Ihrer praktischen Pflegeausbildung?

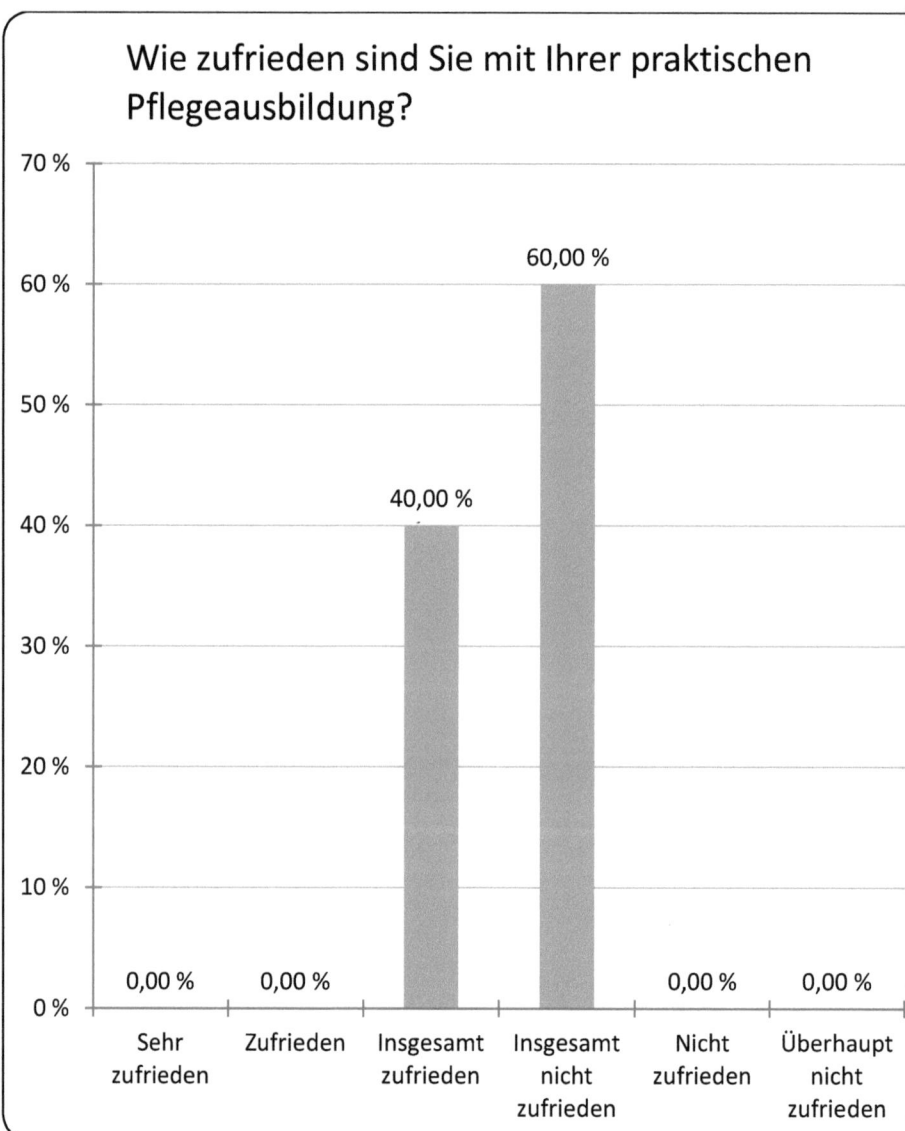

[Q14] Denken Sie, dass Covid-19 einen Einfluss auf die Qualität Ihrer Ausbildung hatte?

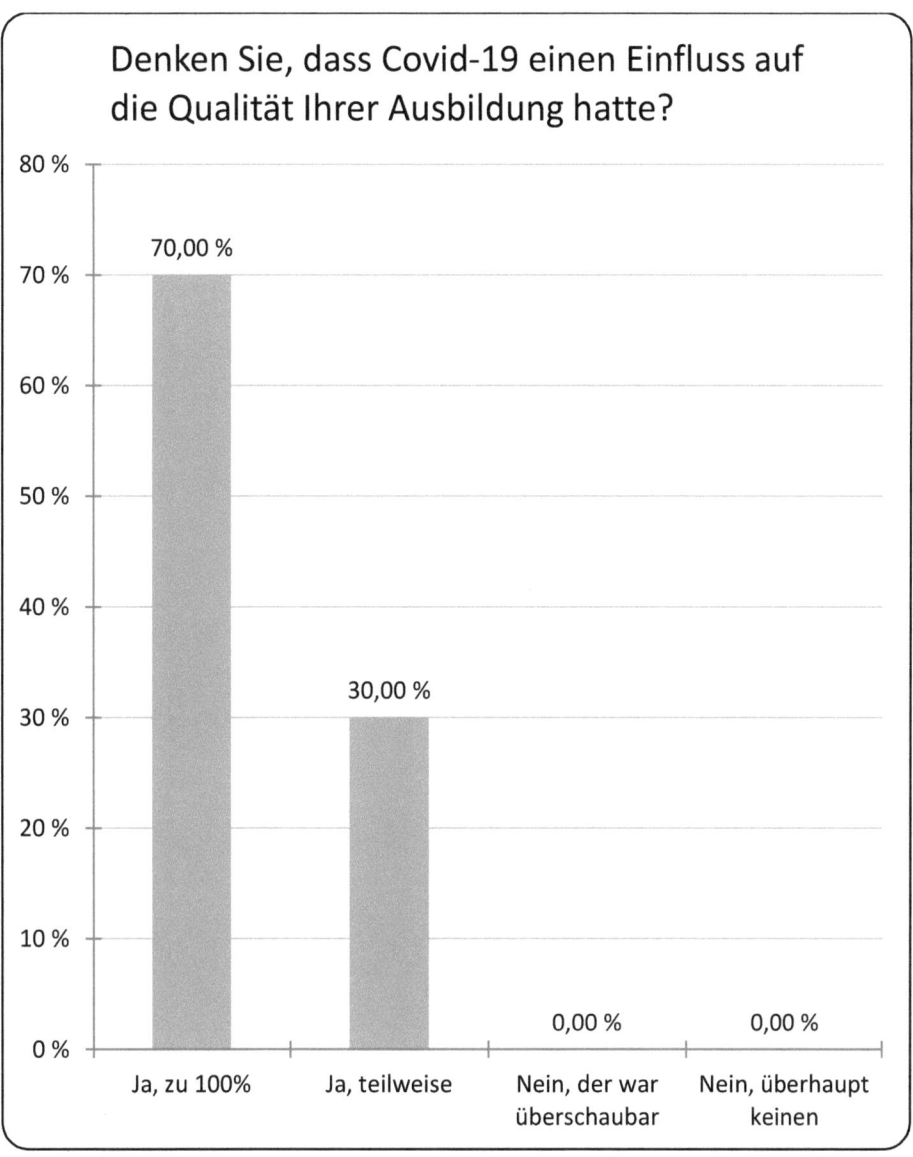

[Q15] Sie haben eine umfangreiche Facharbeit geschrieben. Welche Arbeitsweisen/Aussagen kennzeichneten Sie dabei?

Sie haben eine umfangreiche Facharbeit geschrieben. Welche Arbeitsweisen/Aussagen kennzeichneten Sie dabei?

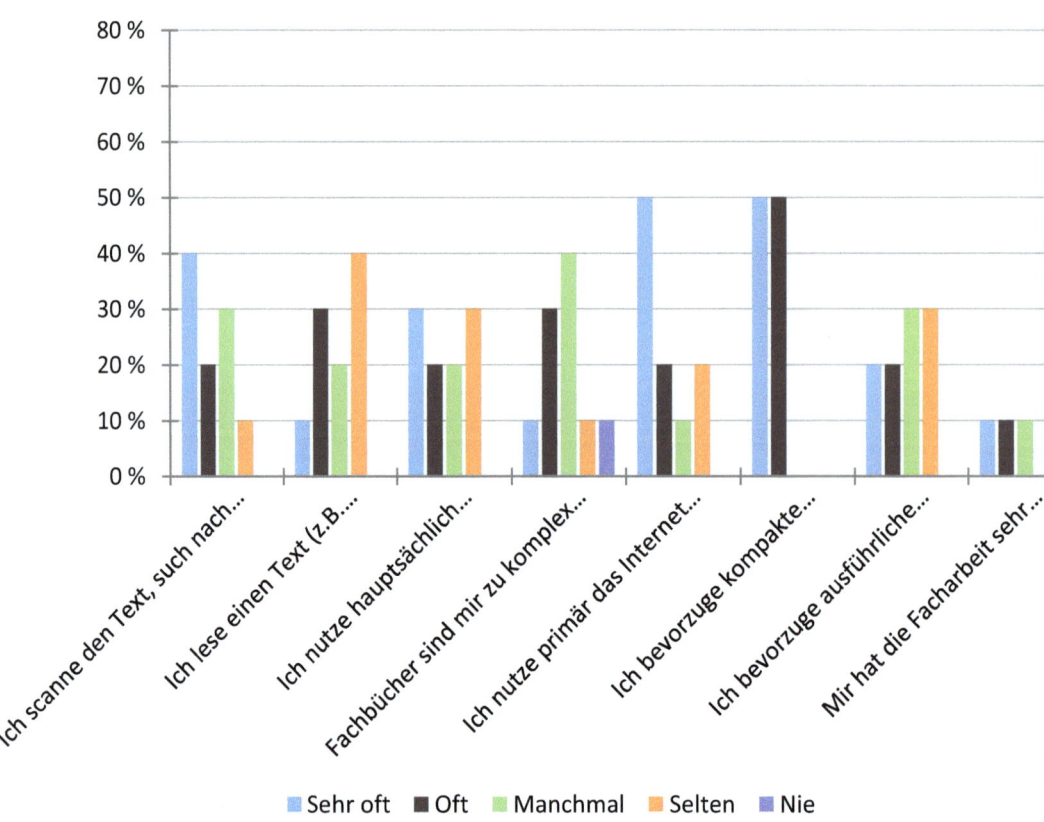

[Q16] In Ihrer schriftlichen Prüfung, die Sie vor Kurzem absolviert haben, kamen zwei Frageformen vor. Welche bevorzugen Sie?

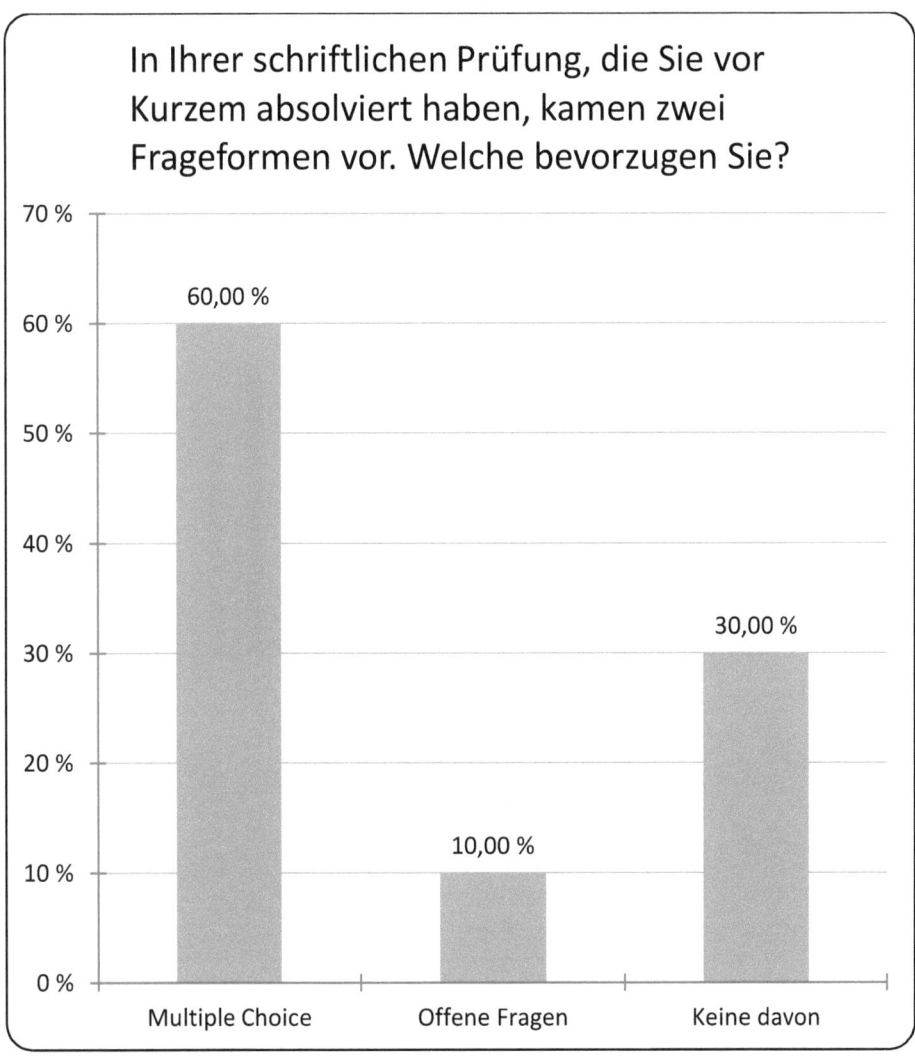

[Q17] Verbesserungsvorschläge

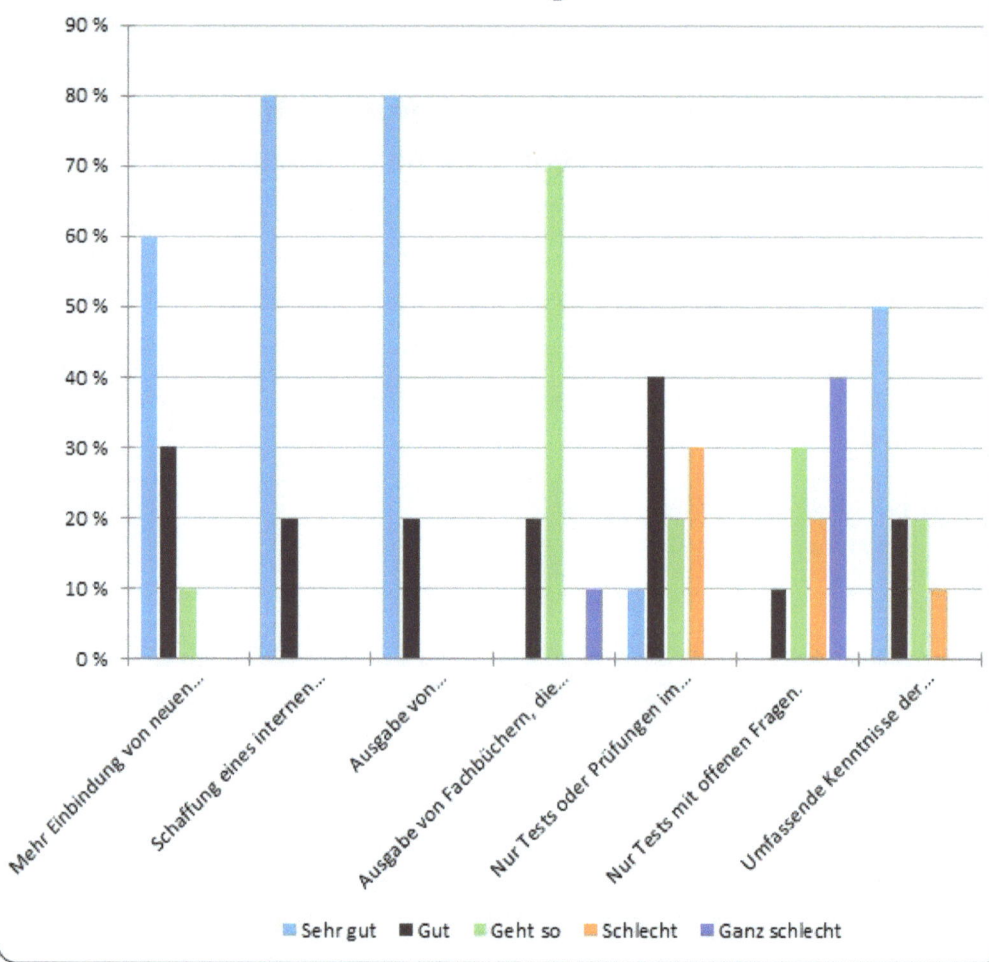

Welche Verbesserungsvorschläge würden Sie für den theoretischen Unterricht gutheißen?

Über den Autor

Andreas Herteux

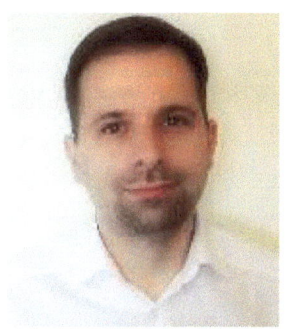

Andreas Herteux hat Betriebswirtschaft und Recht sowie Public Health studiert und mit den akademischen Graden Dipl.-Betriebswirt (FH) und PhDr abgeschlossen.

2018 gründete er die Erich von Werner Gesellschaft, eine unabhängige Forschungseinrichtung für Zeitfragen. Seitdem konzentriert er sich auf die Publikation und Verbreitung von Forschungsergebnissen, Analysen sowie Lösungsvorschlägen für nationale und globale Herausforderungen auf den Feldern Wirtschaft, Gesellschaft, Politik und Technologie.

Seine Schriften wurden in insgesamt 10 Sprachen übersetzt.

Verlag

Erich von Werner Verlag

Birkenfelder Straße 3

D-97842 Karbach

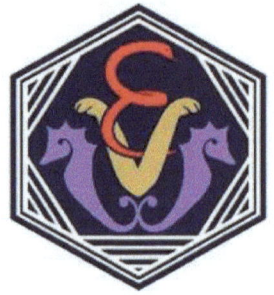

Der Erich von Werner Verlag wurde 2016 gegründet und ist im Main-Spessart (Bezirk Unterfranken/Bayern) beheimatet. Er ist sowohl im Bereich der Fach- und Sachbücher tätig als auch in dem der Belletristik. Dabei sind wir international ausgerichtet und veröffentlichen mehrsprachig. Im Laufe der Jahre hat sich der Schwerpunkt der Publikationen durch die Kooperation mit der Erich von Werner Gesellschaft, deren Forschungsergebnisse wir in Buchform veröffentlichen, in Richtung der wissenschaftlichen Sach- und Fachbücher verschoben. Diese Zusammenarbeit lastet die Verlagskapazitäten in der Regel aus, allerdings wird unser Programm immer wieder durch die ein oder andere externe Perle ergänzt. Im Jahre 2016 war der Erich von Werner Verlag für den Preis der bayerischen Kleinverlage nominiert.

Homepage: https://www.erichvonwernerverlag.de/

E-Mail: Info@erichvonwernerverlag.de

Mitherausgeber

Erich von Werner Gesellschaft

Birkenfelder Straße 3

D-97842 Karbach

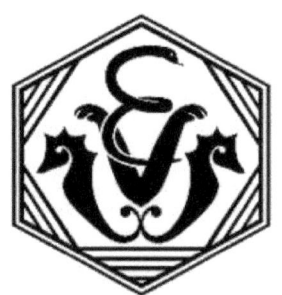

Die Erich von Werner Gesellschaft ist eine international tätige, unabhängige Forschungseinrichtung für Zeitfragen. Jenseits des deutschsprachigen Sprachraumes agiert sie unter dem internationalisierten Namen Erich von Werner Society. Sie wurde 2018 gegründet und analysiert politische, wirtschaftliche und gesellschaftliche Zusammenhänge sowie Veränderungen und bildet diese in Theorien und Modellen ab. Gleichzeitig erarbeitet sie Lösungen für globale Herausforderungen in einer sich immer schneller wandelnden Zeit. Damit bietet die Erich von Werner Gesellschaft, umfassende neue Diskussionsgrundlagen für wirtschaftliche, gesellschaftliche und politische Phänomene, bei denen gängige, gelegentlich obsolete, Deutungsmuster an ihre Grenzen geraten oder dringender Modernisierung bedürfen. Die Erich von Werner Gesellschaft leistet damit einen wichtigen Beitrag zum Verständnis der Gegenwart und gibt dringend benötigte Impulse für die Zukunft sowie zur Schaffung einer besseren, gerechteren und freieren Welt.

Homepage: https://www.understandandchange.com

E-Mail: erichvonwernersociety@understandandchange.com